Grüner Tee

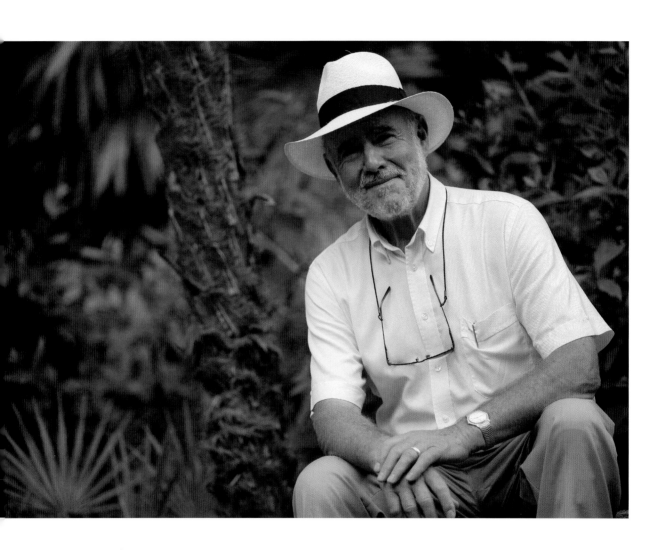

Der Autor und Teephilosoph Peter Oppliger
in der Teeplantage Monte Verità, Ascona (CH).

Peter Oppliger

Grüner Tee

Kultur – Genuss – Gesundheit

AT Verlag

Inhalt

Auf dem Weg zum Tee – der Teephilosoph

Im Jahr 1964 weilte ich für einige Monate in Indien. Der Sinn der langen Reise war neben Abenteuerlust die Suche nach der »Wahrheit«, nach alten Heilmethoden wie Ayurveda, dem traditionellen Wissen über Heilpflanzen und natürlich auch der östlichen Religionen. Die endgültige Wahrheit habe ich zwar nicht gefunden, die vielen neuen Erlebnisse, Erkenntnisse, Begegnungen mit Mönchen und zahlreichen interessanten Menschen haben jedoch mein Leben enorm bereichert. Dazu gehörte auch, dass ich zum ersten Mal Gelegenheit hatte, Teeplantagen zu besuchen und die legendäre Teepflanze *Camellia sinensis* kennenzulernen.

Damals waren die meisten indischen Teeplantagen noch von der Zeit der englischen Kolonialherrschaft geprägt und dienten fast ausschließlich zur Herstellung von Schwarzem Tee, der hauptsächlich für den Export nach England bestimmt war.

Erfreulicherweise hat sich dies allmählich etwas geändert, viele Plantagen sind im Besitz von indischen Firmen, und in den wohl berühmtesten Teeplantagen Indiens – Darjeeling – wird heute auch erstklassiger Grüner Tee produziert.

Obwohl die indische Kultur des Teetrinkens – Schwarztee mit viel Zucker und Milch – mir nicht als Vorbild für einen gesunden Teegenuss diente, war dies für mich der Anfang einer intensiven Beschäftigung mit dem Tee und seiner Geschichte. Als logische Folgerung führte mein Weg dann bald nach Japan, ins Land des Grünen Tees. In Japan gehört Grüner Tee zur Kultur, zum täglichen Leben, zur Welt der Klöster und zur Zen-Philosophie.

Der Japaner Kakuzo Okakura, auch Okakura Tenshin genannt, veröffentlichte 1906 – also vor über hundert Jahren – sein »Book of Tea« in englischer Sprache. Auf Deutsch erschien das Werk erstmals 1979 unter dem Titel »Das Buch vom Tee« (Insel Verlag). Er beschreibt darin hingebungsvoll die Teepflanze, den Kult des Teeismus, die Philosophie des Tees und die Teezeremonie. Okakura erzählt von Menschen, die sich leidenschaftlich dem Tee widmen, und betitelt diese als »Teephilosophen«. Ich war nicht nur von diesem insgesamt zutiefst angesprochen, sondern auch von den darin als Teephilosophen porträtierten Menschen, in deren Reihen ich mich eingeordnet fühlte. So wurde meine neue Berufsbezeichnung nach der Pensionierung Teephilosoph.

Heute ist der Grüne Tee aktueller denn je. Dafür verantwortlich sind einerseits die neuen wissenschaftlichen und klinischen Studien und andererseits zweifellos das weltweit steigende Gesundheitsbewusstsein der Menschen. Die

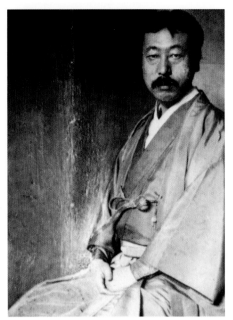

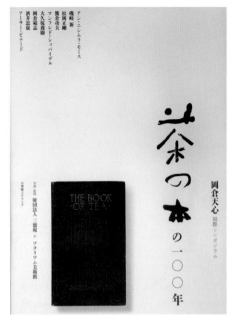

Kakuzo Okakura (auch Okakura Tenshin genannt) im Jahre 1907. Autor des Buches »The Book of Tea«, erschienen vor über einhundert Jahren.

»The Book of Tea«.

seit Jahrtausenden bekannten Heilwirkungen des Grünen Tees sind nun durch wissenschaftliche Studien aus Japan, den USA und Europa nicht nur bestätigt worden, sondern man hat sogar weitere entdeckt: Grüner Tee wirkt besonders bei zahlreichen Zivilisationskrankheiten vorbeugend und heilungsfördernd. Wir leben in einer Zeit, in der Zivilisationskrankheiten jeder Art ständig zunehmen. Vergleichen wir die vielen Leiden mit den möglichen heilsamen Wirkungen des Grünen Tees, so scheint es, als sei diese alte Pflanze speziell für unsere moderne Zeit gewachsen. So gilt Grüner Tee heute nicht nur als Genussmittel, sondern vor allem als heilendes Alltagsgetränk für Körper, Geist und Seele.

Mein erstes Buch über Grünen Tee ist im Jahr 1994 erschienen; es wurde bei jedem Nachdruck überarbeitet und auf den neuesten Stand gebracht.

Das vorliegende Buch ist eine erweiterte Ausgabe mit den aktuellsten Erkenntnissen, Forschungsergebnissen und Empfehlungen für die sinnvollen Anwendungen von Tee, insbesondere von Grünem Tee.

Nun hoffe ich, liebe Leserinnen und Leser, dass ich Ihnen beim Studium dieses neuen Buches etwas von meiner Begeisterung für den Tee vermitteln kann. Und vielleicht werden dann auch Sie zu Teephilosophen!

Die Teepflanze

Die Teepflanze ist bezüglich Geschichte, Kultur und Heilwirkung eine der faszinierendsten Heilpflanzen. Durch unterschiedliche Verarbeitung können aus ihren Blättern sowohl Grüner Tee als auch Schwarztee hergestellt werden.

Die Teepflanze *Camellia sinensis* und die größere Art *Camellia assamica* sowie die aus diesen beiden gezüchteten oder an neue Standorte assimilierten Arten gelten als die Stammpflanzen des für den Aufguss verwendeten Teeblattes oder Teekrauts. Bei den aus diesen Stammpflanzen gezüchteten beziehungsweise assimilierten Arten spricht man auch von geografischen Varietäten; sie gelten jedoch nicht als neue Stammpflanzen.

Carl von Linné, der berühmte schwedische Botaniker und Arzt, untersuchte im 18. Jahrhundert mit seinem Mitarbeiterstab einen Großteil der Pflanzen in aller Welt und teilte sie in sein bis heute gültiges System von Pflanzenfamilien ein. Im Rahmen dieser Studien erfasste er auch die Teepflanze und katalogisierte sie unter dem Namen *Thea sinensis* L., gehörig zur Gattung der Kamelien beziehungsweise der *Theaceae*. Allerdings ging Linné davon aus, dass es nur eine einzige Stammpflanze gab. Später wurde von anderen Botanikern festgestellt, dass Tee sich an neuen Standorten assimiliert und sich dementsprechend verschieden entwickelt hatte. Sie benannten daher *Thea sinensis* in *Camellia sinensis* um, und bezeichneten außerdem weitere Arten der Teepflanze, abgeleitet von ihrem jeweiligen Standort, neu – wobei einige bis heute die Ansicht vertreten, dass es sich bei *Camellia assamica* lediglich um eine verwilderte Form von *Camellia sinensis* handelt.

Die Teepflanze ist ein immergrünes Gewächs. Die wechselständig angeordneten Blätter sind länglich-eiförmig, spitz zulaufend und sehr fein gezahnt. Die Blüten sind weiß, weisen fünf Blütenblätter auf und duften angenehm. *Camellia sinensis* und *Camellia assamica* gehören zu den winterblühenden Kamelien-Arten, das heißt, sie blühen ab Oktober bis etwa Januar beziehungsweise bis zu den größeren Kälteeinbrüchen oder Schneefällen.

Die Früchte sind dreikantig und etwas verholzt. Die Teepflanze braucht tropisches oder subtropisches Regenwaldklima und gedeiht dort bis auf Höhen von 2100 Metern ü. M. Doch je höher die Regionen, desto kleiner werden die Pflanzen und desto geringer ist auch der Ertrag.

Die beiden Stammpflanzen des Tees sind ursprünglich in Asien – im Raum Darjeeling, Assam und China – beheimatet. *Camellia sinensis* wird im Ursprungs-

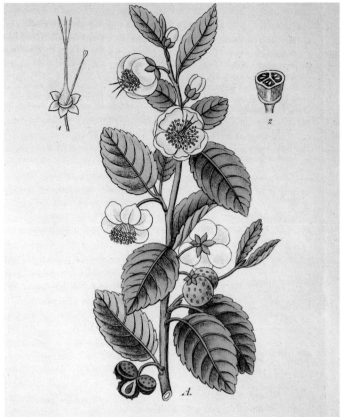

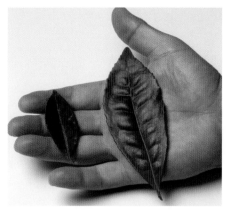

Das größere Blatt der *Camellia assamica* und das etwas kleinere der *Camellia sinensis.*

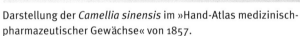

Darstellung der *Camellia sinensis* im »Hand-Atlas medizinisch-pharmazeutischer Gewächse« von 1857.

gebiet vier bis acht Meter hoch, *Camellia assamica* bis zu neun Meter, unter idealen Bedingungen sogar zwölf Meter.

Weltweit sind mit allen Zuchtarten wahrscheinlich rund 30 000 verschiedene Kameliensorten und Unterarten bekannt. Doch nur zwei davon, nämlich *Camellia sinensis* und *Camellia assamica* (einschließlich der aus diesen beiden Arten durch Züchtung beziehungsweise Assimilation entstandenen geografischen Varietäten), sind für die Teegewinnung geeignet.

Der Australische Teebaum (*Melaleuca alternifolia* aus der Familie der *Myrtaceae*), der in der Aromatherapie für die Gewinnung von Teebaumöl Beliebtheit erlangt hat, ist nicht mit der Teepflanze *(Camellia sinensis)* zu verwechseln. Es handelt sich um zwei völlig verschiedene Pflanzen.

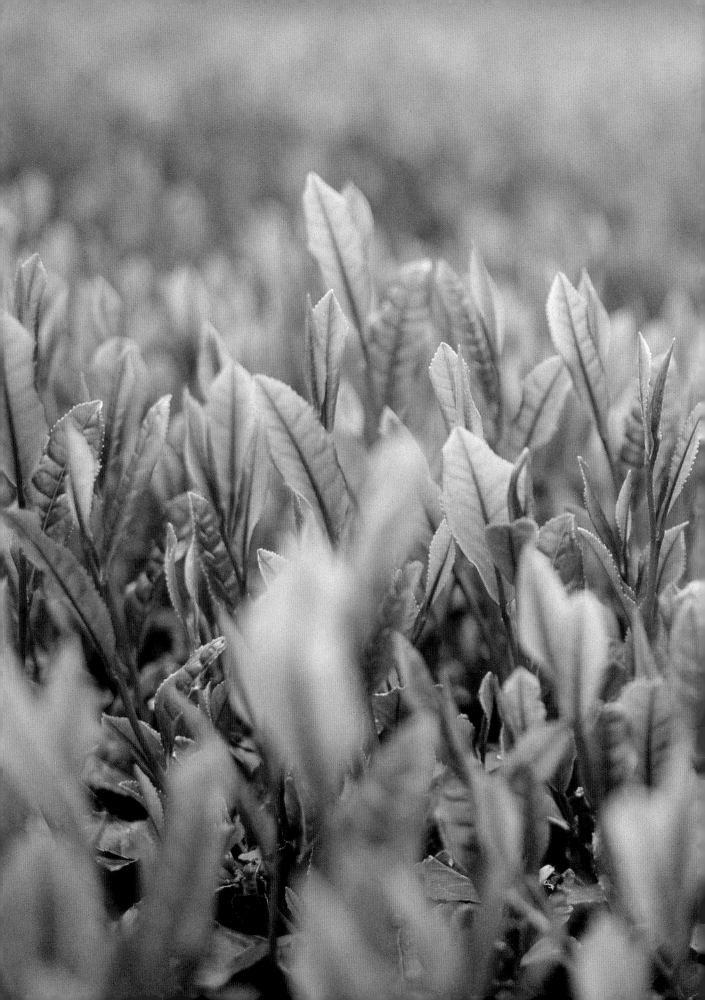

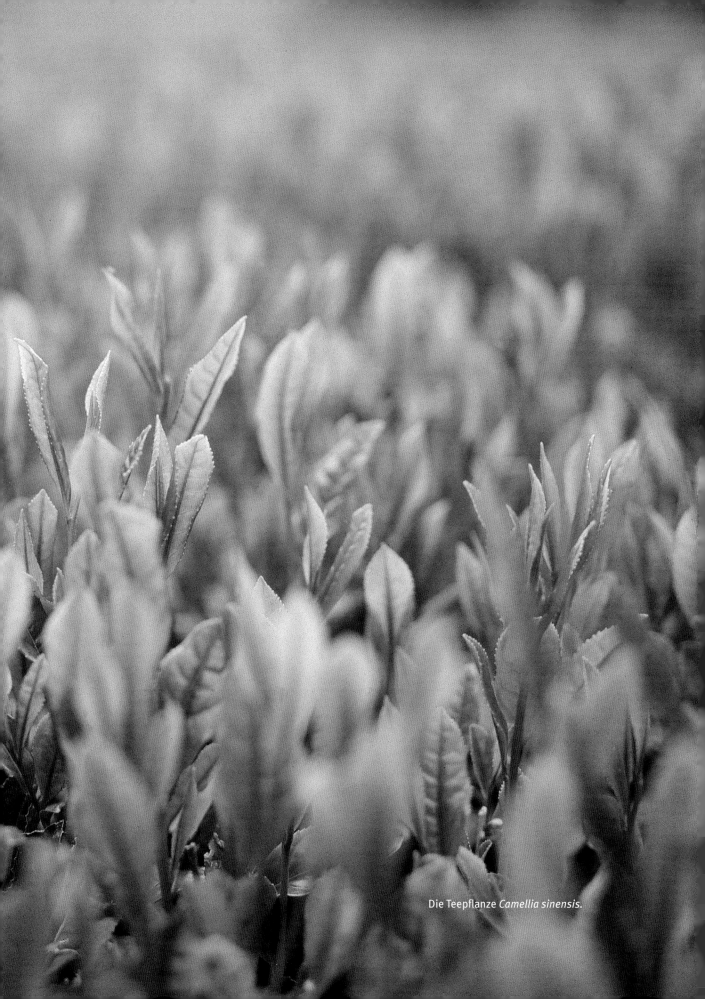

Die Teepflanze *Camellia sinensis*.

Teeanbau und -Ernte

Kultivierung Um günstigere Erntebedingungen zu erreichen, werden Teepflanzen strauchartig kultiviert. Deshalb spricht man auch von einem Teestrauch
beziehungsweise je nach Standort und Kultivierungsart von einem Teebaum oder
Teebusch. Botanisch richtig ist jedoch die Bezeichnung »Teepflanze«; dieser Name
schließt außerdem Verwechslungen, wie etwa mit dem Australischen Teebaum,
aus und ist auf andere Sprachen übertragbar.

Zur Kultivierung und Vermehrung der Teepflanzen werden heute zwei
Methoden angewandt. Nach der nur noch selten praktizierten, traditionellen Art
werden die Samen unter feuchtem Jutegewebe vorgekeimt, bevor man die Keim-
linge in Saatbeete oder Töpfchen aus natürlichem Pressmaterial pflanzt. Allgemein üblich ist mittlerweile jedoch die vegetative Vermehrung durch Stecklinge
in Gewächshäusern oder in Beeten unter auf dem Boden ausgelegten Folien.

Die vegetative Vermehrung garantiert eine kontinuierliche Pflanzenqualität,
da sich die ursprünglich in den verschieden gelegenen Plantagen verwendeten
Teepflanzen durch die Jahrhunderte ihren neuen Bedingungen von Klima und
Bodenverhältnissen angepasst haben. Bei einer Vermehrung durch Samen hätten
die daraus entstehenden jungen Pflanzen die Tendenz zu einer »Rückentwicklung«
zur ursprünglichen, noch nicht an die neuen Standorte angepassten Teepflanze.

Die Wahl der Teepflanze In allen Teeländern wird die kleinblättrige *Camellia
sinensis* am meisten angebaut.

In Japan findet man ausschließlich diese Art, die sich jeweils den verschiedenen Standorten angepasst hat. Die *Camellia sinensis* eignet sich am besten für
die Produktion von Grünem Tee.

Die großblättrige *Camellia assamica* wird noch in Assam (Nordostindien), in
Munar und Nilgiri (Südindien), in Sri Lanka und in den Cameronian Highlands
von Malaysia angebaut.

Die Ernte der *Camellia assamica* ist aufgrund ihrer umfangreicheren Blatt-
größe ausgiebiger, eignet sich jedoch eher für die Produktion von halbfermentiertem und Schwarzem Tee.

Die Ästhetik der Teeplantagen Die Anordnung der Teepflanzen beziehungsweise die gesamte Gestaltung einer Plantage zeigt deutlich die Philosophie, die
hinter der Teekultur des jeweiligen Anbaugebietes steht.

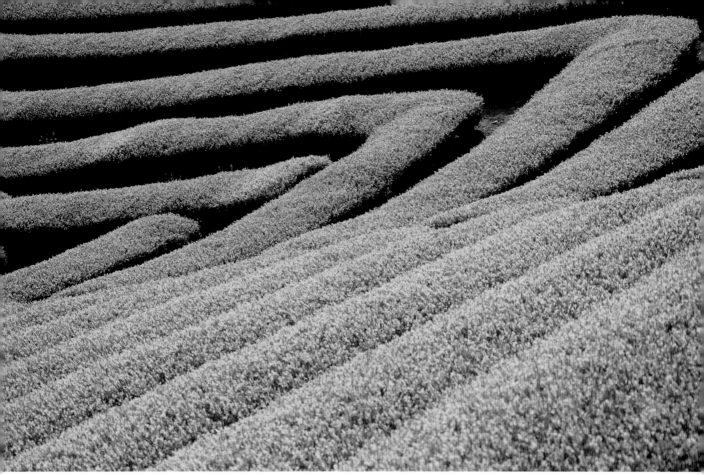

Japanische Teeplantagen spiegeln die Harmonie
der Zen-Philosophie.

Während in Ländern wie beispielsweise Indien, Sri Lanka oder Indonesien viele Pflanzungen eher verwildert aussehen, werden in Japan alle wie kleine oder große Gärten nach geometrisch-ästhetischen Regeln angelegt, die Teepflanzen stehen in harmonisch gestalteten Hecken. Das spiegelt viele Aspekte des Zen wie etwa Harmonie, Respekt oder Reinheit wider, die auch in der Japanischen Teezeremonie zu finden sind.

Sonne oder Schatten   *Camellia sinensis* sowie *Camellia assamica* sind ursprünglich Halbschattengewächse aus subtropischen Regenwäldern. Je nach Standort entwickeln speziell die jungen Blätter unterschiedliche Wirkstoffkombinationen, das heißt, je nach Schatten- oder Sonnenlage können also verschiedene Teesorten produziert werden. Insbesondere der Gehalt von Koffein variiert sehr stark. Den höchsten Koffeingehalt entwickeln sehr junge Schattenblätter. (Siehe auch Mattcha, Seite 92, und Gyokuro, Seite 89.) Blätter, die an einem schattigen Platz wachsen, produzieren eine höhere Koffeinkonzentration als in solchen, die der Sonne ausgesetzt sind. Junge Blätter enthalten generell mehr Koffein als alte.

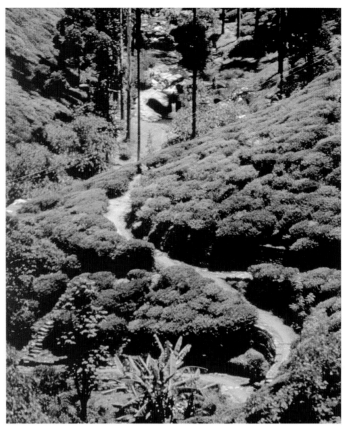

Die Beschattung einer Teeplantage in Japan – speziell für die Produktion des berühmten Gyokuro-Tees.

Grund dafür ist eine Vorsorgemaßnahme der Natur: Koffein schützt die jungen, zarten und empfindlichen Blätter vor Insektenfraß. Sind die Blätter erst einmal fast ausgewachsen, das heißt etwa ein Jahr alt, sind sie resistent und brauchen diesen Schutz nicht mehr.

Will man trotzdem einen möglichst hohen Koffeingehalt erreichen, besteht die Möglichkeit, die Pflanzen zu beschatten. Dafür gibt es drei Methoden: 1. Die Errichtung von Plantagen unter dem Schutz von Bäumen. 2. Die Bepflanzung von engen Tälern, in die nur wenig Sonnenlicht gelangt. 3. Die künstliche Beschattung von Plantagen (für spezielle Schattentees) mit schwarzen Geweben.

Bewirtschaftung Es ist kein Geheimnis, dass in der Landwirtschaft weltweit viel zu viel chemische Düngemittel und Pestizide eingesetzt werden. Auch die Teeplantagen in China, Indonesien, Sri Lanka und Teilen Japans blieben davon nicht verschont. Aus China sind inzwischen aber biologisch angebauter Schwarzer und Grüner Tee erhältlich, die meist aus speziellen Vorzeigeplantagen stammen. Ansonsten aber wurden vor allem in China chemische Gifte wie DDT auch dann noch eingesetzt, nachdem sie in anderen Ländern längst verboten waren.

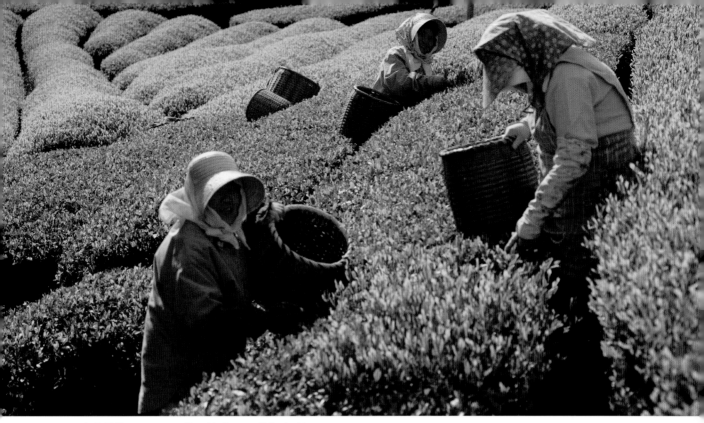

Die Frühlingsernte von Hand in Japan: Shincha-Tee.

Die etwas spätere maschinelle Ernte in Japan für Sencha-Tees.

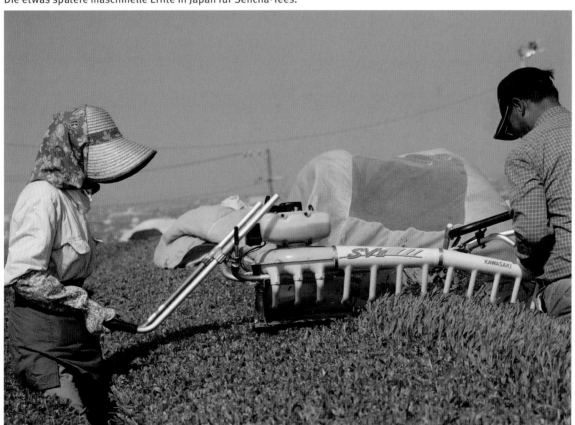

Und eine umfassende Kontrolle über chinesische Großproduzenten erweist sich bis dato als sehr schwierig. Entsprechend belastet sind viele Anbaugebiete. So dauert es zum Beispiel gut achtzig Jahre, bis sich ein mit DDT kontaminierter Boden wieder regeneriert hat.

Doch nicht alle eingesetzten Stoffe haben eine solch verheerende Wirkung. Zur Erklärung: Pestizide werden eingeteilt in Herbizide, Insektizide und Fungizide. Mit Herbiziden soll Unkraut beseitigt, mit Insektiziden sollen tierische Schädlinge (z.B. Raupen, Insekten, Spinnen) vernichtet und mit Fungiziden Blattkrankheiten geheilt werden. Heute setzt man dabei verstärkt auf natürliche Hilfsmittel und organische Naturdünger (z.B. Hornspäne, Mist, Gründüngung usw.), die nach biologischen Richtlinien verwendet werden. In Japan beispielsweise verfolgen wissenschaftlich organisierte Tee-Institute das Ziel einer möglichst natürlichen Teeproduktion seit vielen Jahren mit wachsendem Erfolg. So wird Unkraut mehr und mehr durch Abbrennen oder Auslegen von Stroh zwischen den Teepflanzen bekämpft. Gegen Ungeziefer werden in Versuchsplantagen kleine Froscharten ausgesetzt. Dies ermöglicht den Kontrollinstanzen außerdem eine zusätzliche Prüfung: Sind die Frösche am Leben, wurde auch keine Chemie eingesetzt. Inzwischen werden die meisten Plantagen »integriert« oder »organisch« bewirtschaftet. Die Organisation JAS (Japan Agricultural Society) erstellt entsprechende Zertifikate.

Als kleine Beruhigung für den Genuss von pestizidhaltigem Tee bleibt zum Schluss zu erwähnen, dass diese Rückstände nicht wasserlöslich sind und demzufolge nicht in den Teeaufguss gelangen können. Trotzdem: Wählen Sie Teequalitäten aus biologischem, natürlichem oder organischem Anbau.

Die Ernte der Blätter   In den subtropischen Anbaugebieten wird normalerweise dreimal jährlich von Frühling bis Sommer geerntet, das bedeutet: junge, mittlere und ausgewachsene Blätter. Das entspricht in dieser Reihenfolge den Qualitäten Shincha, Sencha und Bancha. In den tropischen Plantagen kann ganzjährig geerntet werden, was jedoch lediglich die Produktion von Durchschnittsteesorten ermöglicht.

Die traditionelle Erntemethode ist die Handpflückung, die aus Kostengründen nur noch für spezielle Frühlingsqualitäten (siehe auch Shincha, Seite 91, und Gyokuro, Seite 89) praktiziert wird. Von Hand geernteter Tee wird nach der Regel »Zwei Blätter und eine Knospe (oder ein kleines Blatt)« gepflückt. Geübte Arbeiterinnen bringen täglich eine Ernte von 30 bis 35 Kilogramm frischem Tee ein. Daraus ergibt sich eine Menge von 7 bis 9 Kilogramm getrocknetem, gebrauchsfertigem Tee.

Heute wird vorwiegend mit Maschinen geerntet, was keinen Qualitätsverlust darstellt. In Japan wurden technisch perfekte sogenannte Tondeusen entwickelt, die auch bei einer maschinellen Ernte für Sencha- und Bancha-Sorten (siehe auch Seite 89 und 91) sehr gute Qualitäten garantieren.

Die Blüten   Die Zeit, in der die schwach, jedoch sehr lieblich duftenden Teeblüten zu Parfum verarbeitet wurden, ist praktisch vorbei, denn der Anbau, die Pflückung und die Destillation lohnt sich dafür nicht.

Viele Jahre lang wurden trotzdem in den meisten Plantagen die Blütenknospen entfernt, weil man glaubte, dass damit mehr Kraft in die wachsenden Blätter fließe. Diese Annahme hat sich als durchwegs falsch herausgestellt. Man ist heute eher der Meinung, dass es sinnvoller ist, den natürlichen Vegetationsablauf durch Entfernen der Blüten nicht zu stören.

Tee und Weltgeschichte

Nach Wasser ist Tee weltweit das meistkonsumierte Getränk. In zahlreichen Ländern ist Teetrinken Teil der Kultur, im Zen-Buddhismus ein Element der philosophischen Zeremonie und speziell in England und in den Ländern des Commonwealth eine nicht wegzudenkende Tradition, wie beispielsweise der Early Morning Tea, der Afternoon Tea oder der High Tea. Sogar die Eskimos sind große Teetrinker. Trotzdem wissen viele Menschen sehr wenig über Tee und seine Geschichte.

Jede Geschichte, die sich über Jahrtausende erstreckt, beginnt mit Legenden, und so ist es auch beim Tee.

Aus den ältesten chinesischen Schriften geht hervor, dass Tee in China bereits im Jahr 2700 vor unserer Zeitrechnung als Heilmittel genutzt wurde. Die wohl älteste chinesische Teelegende erzählt, wie 2737 vor Christus der damalige Kaiser Sen Nung das Teetrinken kennenlernte: Ein Teeblatt war zufällig vom Baum in einen darunter stehenden Kochtopf voller Wasser gefallen – fertig war der erste Teeaufguss!

Eine buddhistische Legende berichtet von einem Bodhi-Dharma (Mönch), dem während der Meditation immer die Augen zufielen. Als Kasteiung gegen seine Müdigkeit schnitt er sich deshalb seine Augenlider ab und warf sie zu Boden. Diese trieben Wurzeln in die Erde, und als Symbol ewiger Wachsamkeit entstand aus den Trieben die erste Teepflanze.

Es ist kein Zufall, dass die handelnde Person der zweiten Legende ein buddhistischer Mönch ist, waren es doch in erster Linie die Mönche, die in ihren Klostergärten den Tee kultivierten und ihre Teekultur in China, Tibet und Teilen Indiens sowie in Japan verbreiteten.

Von der Legende zur Realität Doch wie kam der Mensch überhaupt in alten Zeiten zu dem Wissen, dass eine Wurzel, ein Blatt oder eine Blüte für ein ganz bestimmtes Organ im menschlichen Organismus zur Heilung eingesetzt werden kann? In der Regel geht man davon aus, dass die Menschen in früheren Zeiten durch Experimente zu diesem Wissen gelangten. Sie verabreichten einem Kranken Aufgüsse, Abkochungen oder Extrakte von Pflanzen und entschieden dann je nach Resultat: Bei Verschlechterung oder gar bei Tod des Kranken wurde die Pflanze als giftig, bei Heilung als Heilpflanze eingestuft. Doch es gibt auch eine andere Erklärung: Wenn man nicht domestizierte, also wildlebende Tiere beob-

18

achtet, stellt man fest, dass sie immer imstande sind, zwischen Nahrungspflanzen, Heilpflanzen und Giftpflanzen der einheimischen Vegetation zu unterscheiden. Man kann also annehmen, dass bei diesen Tieren die Intuition noch vollkommen funktioniert. Und vielleicht war es bei den Urmenschen und Menschen früherer Generationen ebenso: Sie waren eben viel naturverbundener und konnten intuitiv zwischen Nahrungspflanzen, Heilpflanzen und Giftpflanzen unterscheiden.

Die Geschichte des Tees beginnt in China   Der Ursprung des Tees liegt in China. Die Anfänge der berühmten traditionellen chinesischen Medizin – auch die Akupressur und die Akupunktur gehören dazu – gehen rund 5000 Jahre zurück. Mindestens so alt dürfte die Geschichte des Tees sein. Parallel zur chinesischen Medizin entwickelte sich in Indien Ayurveda und als Synthese beider »Wissenschaften« die tibetische Medizin. Interessant dabei ist, dass – speziell in der chinesischen Medizin – allein Tee als Aufguss – chinesisch: »Ch'a« – zubereitet wurde. Alle anderen Heilpflanzen wurden in China, Tibet und in Indien zu Pulvern, Pasten, Kräuterpillen, Räuchermitteln und anderen Präparaten verarbeitet.

Offenbar kannten die damaligen »Wissenschaftler« oder Ärzte schon die sehr gute Wasserlöslichkeit der Inhaltsstoffe der Teeblätter und ihre vorzügliche Eignung als Gesundheitsgetränk. Es ist belegt, dass schon unter den ersten Han-Kaisern (202 v. Chr. – 1 n. Chr.) in Sechuan Teepflanzen kultiviert wurden. Es dauerte jedoch bis ins 6. Jahrhundert, bis Tee zum Volksgetränk aller Gesellschaftsschichten in China und Tibet wurde. Bald darauf weitete sich der gartenähnliche Teeanbau auf Teile Indiens und speziell nach Japan aus. Tee wurde nicht nur Volksgetränk, sondern auch wichtiger Bestandteil der Zen-Zeremonien des Buddhismus, und er wurde zudem als Medizin hoch geschätzt. Um das Jahr 800 wurde in China erstmals ein Buch verfasst, »Ch'a Ching«, das ausschließlich dem Tee gewidmet war. Der Autor war Lu Yu, der als Waisenkind in einem Buddhistenkloster von Mönchen erzogen und als Heilpflanzenspezialist ausgebildet wurde.

Der Tee in Japan   Die japanische Teegeschichte beginnt im 6. Jahrhundert mit der Einwanderung buddhistischer Mönche aus China und Korea nach Japan. In diesen frühen Zeiten brachten die Mönche vorerst noch keine Teepflanzen, sondern ein feines, aus getrockneten Teeblättern hergestelltes Pulver mit. Aus dieser

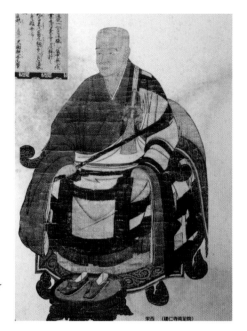

Nach der Legende hat der Mönch Eisai vor über tausend Jahren die Teepflanze aus China nach Japan gebracht.

geschätzten Medizin wurde unter Zugabe von Wasser ein tiefgrünes, schaumiges Getränk gerührt, das heute unter dem Namen »Mattcha-Tee« bekannt ist und für die japanische Teezeremonie verwendet wird.

Mit der Etablierung des Buddhismus in Japan hatte sich auch das Teetrinken verbreitet. Im 12. Jahrhundert wurden die Teepflanzen dann in großem Stil aus China importiert und in Japan hauptsächlich südlich des heiligen Berges Fujiyama angebaut. Der vulkanische Boden Japans war für die Teepflanze besonders ideal. Die *Camellia sinensis* assimilierte sich offenbar in Japan so gut, dass die Botaniker von einer *Camelia japonica* sprachen, einer Bezeichnung, die heute allerdings kaum mehr gebraucht wird. Im Jahr 1211 verfasste der Mönch Eisai das Buch »Grüner Tee zur Erhaltung der Gesundheit«. Darin schreibt er: »Der Tee ist eine wundervolle Medizin zur Erhaltung der Gesundheit. Er hat auch die außerordentliche Fähigkeit, das Leben zu verlängern. Tee ist ein Elixier, das fast Unsterblichkeit verleiht.« Zu Ehren dieses buddhistischen Mönches und zu Ehren des Tees wurde an der westlichen Küste der Insel Kyushu der Eisai-Tempel errichtet.

Die jahrhundertelange Abgeschiedenheit von der übrigen Welt ließ in Japan eine ebenso einzigartige wie eigenwillige Kultur entstehen. Dazu gehört auch eine hochentwickelte Teekultur, die von Zen-Zeremonien und profanen Kreisen Japans gleichermaßen beeinflusst wurde. Teetrinken ist in diesem Land heute noch untrennbar mit einem entsprechenden Bewusstsein verbunden (siehe auch Seite 114).

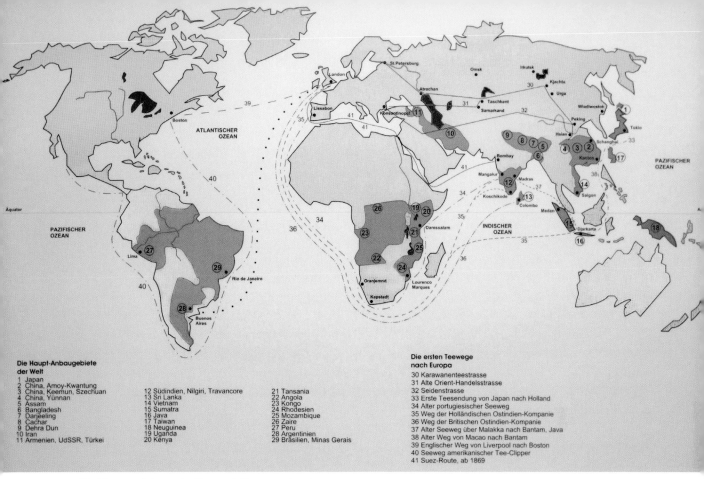

Die Wege, auf denen der Tee nach Europa gelangte.

Aufgrund dieser Teetradition wurde in Japan die Produktion verschiedenster Grüntee-Qualitäten (siehe auch Seite 56) stark gefördert. So wird in Japan auch heute noch ausschließlich Grüner Tee hergestellt.

Der Tee findet den Weg nach Europa   Im 14. Jahrhundert erreichten über die Seidenstraße die ersten Nachrichten von diesem sonderbaren Getränk Europa. Der erste Europäer, der sich aufgrund seiner persönlichen Erfahrungen mit China ernsthaft mit Tee befasste, war 1560 der portugiesische Jesuitenpater Jasper de Cruz. Die Portugiesen mit ihrer für die damalige Zeit hochmodernen Schiffsflotte beanspruchten auch die ersten Handelsrechte zwischen China und Europa. Damit kam die erste Teehandelsware in Lissabon an. Mit holländischen Schiffen gelangte der Tee weiter nach Frankreich, Holland und in die baltischen Länder. Im Jahr 1602 brach die Allianz zwischen dem portugiesischen und dem holländischen Königshaus. In der Folge beanspruchte Holland die Handelsrechte des Tees für sich allein.

Der Tee in Russland 1618 schenkte der chinesische Botschafter in Moskau dem Zaren Alexis einige Kisten Tee. Daraus entstand ein blühender Teehandel von China nach Russland. Geschichtsbücher berichten von 200 bis 300 Kamelen, die während der Sommermonate ständig als Teekarawanen zwischen China und Moskau unterwegs waren. Das russische Volk schätzte den Tee speziell als warmes, energiespendendes Getränk im Winter. Der Samowar, eine nach tibetischem Vorbild entwickelte Kombination von Wasserkocher und Teekrug, gehörte bald zu jedem russischen Haushalt.

Der Tee gelangt nach Amerika Im Jahre 1650 ließ der berühmte holländische Gouverneur für Neu-Niederland in Amerika, Peter Stuyvesant, Tee zu den holländischen Siedlern nach New Amsterdam, dem späteren New York, senden. Der holländische Handel mit Amerika wurde im 18. Jahrhundert von den Engländern abgelöst, die auch den Norden von Amerika, Neu-England, politisch kontrollierten. Die britische Regierung belegte den Tee mit immer höheren Steuern, was einerseits den Schmuggel und auf politischer Ebene den Protest gegen die britische Oberherrschaft förderte. Der Höhepunkt dieser Wirren war dann am 16. Dezember 1773 die berühmte »Boston Tea Party«: Aus Protest gegen die Regierung und die hohen Teesteuern wurden im Hafenbecken unter Beisein vieler jubelnder Zuschauer 342 Kisten Tee vom Frachtschiff über Bord ins Meer geworfen.

Die englische Teegeschichte Erst in den Jahren 1652 bis 1654 erreichten die ersten Teesendungen England. Die anfänglich sehr teure Handelsware Tee war, wie die tropischen Gewürze, eine Exklusivität, die sich nur Adlige und sehr reiche Kaufleute leisten konnten. Als sich England in den Teehandel einmischte, erhöhten sich die Handelsmengen, die im Wettstreit zwischen den verschiedenen Flotten Europa und Amerika erreichten. Dadurch wurde Tee in England allmählich auch der mittelständischen Bevölkerung zugänglich. So erlebte England, intensiver als alle anderen Länder, einen regelrechten Teerausch. Nach und nach eröffneten in England, aber auch in Frankreich und Holland, viele Teehäuser, nach dem Vorbild der bereits bestehenden Kaffeehäuser. Es gab sogar Teegärten, wo neben musikalischer Unterhaltung höchste Teekultur gepflegt wurde. Allein in London soll es um das Jahr 1800 über fünfhundert solcher »Tea Houses« und »Coffee Houses« gegeben haben.

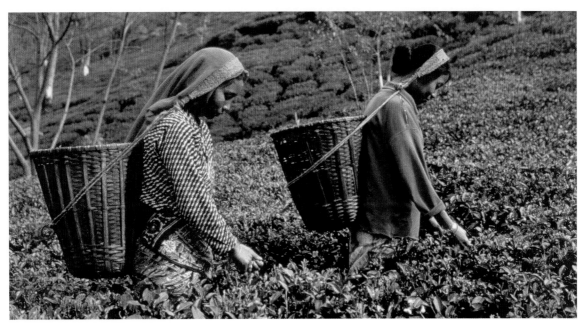

Teepflückerinnen in einer ursprünglich englischen
Teeplantage, Darjeeling, Indien.

Die Tradition der »Tea Gardens« und »Tea Rooms« besteht nach wie vor in ganz England. Meistens fehlt jedoch die musikalische Unterhaltung, und der angebotene Tee hat leider mit wenigen Ausnahmen nur mehr Teebeutelqualität. Die ursprünglich so berühmte englische Teekultur konnte sich in Singapur und Neuseeland bis heute viel reiner erhalten als in ihrem Ursprungsland England.

Tee-Kolonialismus   Ab Mitte des 19. Jahrhunderts begannen die Engländer, Tee in ihren Kolonien Indien und Ceylon (Sri Lanka) in Plantagen anzubauen. Bis dahin waren China und Japan die größten Teeproduzenten gewesen. Dabei handelte es sich immer um Grünen Tee, also um das getrocknete, aber nicht fermentierte Blatt der Teepflanze. Erst Anfang des 20. Jahrhunderts setzte sich der Schwarztee mit den »neuen« Aromen durch. Wahrscheinlich wurde der englische Schwarztee-Kult auch durch Transportprobleme des Grünen Tees gefördert. Denn Schwarztee, bei dem durch die Herstellung ohnehin alle gesundheitlichen Werte zerstört werden, war viel unempfindlicher als Grüner Tee und daher für den Transport mit den Schiffen besser geeignet. Lediglich Koffein bleibt im Schwarztee als anregendes Mittel erhalten, was offenbar für die englischen Genussmittel-Spezialisten ausreichend war. Es entwickelte sich die typisch englische Art des Teegenusses, mit viel Milch und Zucker. Das vermindert zwar den gesundheitlichen Wert von Tee noch zusätzlich, den Engländern aber schmeckte es. Die neue englische Teeart breitete sich ebenso im restlichen Europa schnell aus, und das Teetrinken wurde auch dort sehr populär. Also wurde die Produktion von Schwarztee in den englischen Teeplantagen immer weiter perfektioniert und erhöht. Der Tee wurde mit den berühmten »Tee-Klippern« der englischen Handelsflotte im Wettstreit ums Kap der Guten Hoffnung nach England gebracht. Die Händler mit den schnellsten Schiffen machten mit der neuen Ernte jeweils die besten Geschäfte.

In Ceylon (Sri Lanka) wurden um 1870 die damaligen Kaffeeplantagen, deren Bäume von einer Krankheit befallen waren, niedergebrannt und durch Teepflanzungen ersetzt. Zudem wurden große Urwaldgebiete in den Bergen gerodet und weitere Plantagen angelegt. Doch die singhalesischen Bauern hatten kein Interesse, ihre kleinen landwirtschaftlichen Betriebe aufzugeben, um sich bei den Engländern als Plantagenarbeiter zu verdingen. So wurden Tamilen aus Südindien als Arbeitskräfte geholt; sie sind dort bis heute nicht richtig heimisch geworden.

Im 19. und zu Beginn des 20. Jahrhunderts hatten sich die Tee-Anbaugebiete auf Teile Indonesiens, Russlands, Kleinasiens, Afrikas und sogar Südamerikas ausgedehnt. Momentan liegt die gesamte Weltproduktion von Tee zwischen 2 und 2,5 Millionen Tonnen pro Jahr.

Teehandel heute   Der heutige Tee-Großhandel liegt meist in den Händen von sogenannten Brokern, die den Tee an den großen Handelsplätzen Kalkutta und Colombo auf Auktionen an die Unterhändler in allen Erdteilen verkaufen. Diese Broker, die in der Regel äußerst qualitätsbewusst sind, kaufen ihre Ware wann immer möglich direkt bei den ihnen bekannten Produzenten.

Tee-Ersatz   In den Anfangszeiten seiner Geschichte in China war Tee eine kostbare Droge, die nicht überall erhältlich und sehr teuer war. Daher wurden oft die Blätter wilder Äpfel, wilder Birnen oder der wilden Teerose statt echtem Grünen Tee verwendet. Während der beiden Weltkriege wurde Tee ebenso wie Kaffee in Europa rar. Analog zu den Kaffee-Ersatzprodukten gab es auch für Tee Alternativen. So wurden beispielsweise die Blätter der Silberwurz (*Dryas octopetale*), einer wunderschönen Alpenpflanze, in Europa als »Schweizer Tee« gehandelt. Bis heute wird der bei den Indios beliebte Mate-Tee (*Ilex paraguariensis*, siehe auch Seite 34) von vielen Händlern fälschlicherweise als Grüner Tee gehandelt. Geschmacklich mögen dies Alternativen zum Grünen Tee sein, was seine Heilwirkung betrifft jedoch nicht.

Der Name »Tee«

Die ursprünglichen asiatischen Bezeichnungen für Tee sind sich sehr ähnlich: In China ist es »Ch'a«, »Tcha« (Mandarin) oder »Te« (Fujian), in Japan entstand aus dem chinesischen »Tcha« das japanische »Cha«, in Indien und Russland »Caj«. Zwischen dem Wort »Chi« für Lebensenergie (heute auch Lichtenergie beziehungsweise Energie der Biophotonen genannt) und »Cha« könnte phonetisch, jedoch nicht von der chinesischen Schreibweise her, ein Zusammenhang bestehen.

In den Anfängen der europäischen Teegeschichte nannte man Tee auch in England, Holland und Portugal je nach Herkunft und Importland »Cha« oder »Te«. Ende des 17. Jahrhunderts entstand aus »Cha« und »Te« das Wort »Tay«, etwas später das englische »Tea« und das deutsche »Tee«. In Portugal wurde der Name »Cha« für Tee bis heute erhalten.

Mit dem Teeimport von Asien nach Europa wurde der Name »Tee« auch für Kräuteraufgüsse übernommen. Aus so einem Aufguss wurde dann in unserem Sprachbereich die allgemein gebräuchliche Bezeichnung »Kräutertee«.

Die Kulturen Asiens, im Speziellen China, Indien, Tibet und Japan, kannten als Aufguss hauptsächlich jenen aus dem Teeblatt, zuerst als Heilmittel und später als Volksgetränk. Andere Heilpflanzen wurden meist in Form von Pulvern, Pasten, Kräuterpillen, Räuchermitteln und anderen Präparaten genutzt. Beim sogenannten Ziegeltee (siehe Seite 36) hat sich in Herstellungsweise und Handelsform die Form der traditionellen Heilpflanzenpräparate erhalten.

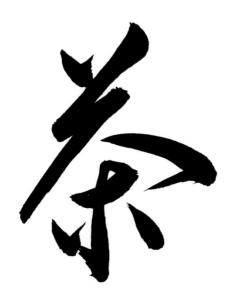

»Cha« in der japanischen Kanji-Schrift.

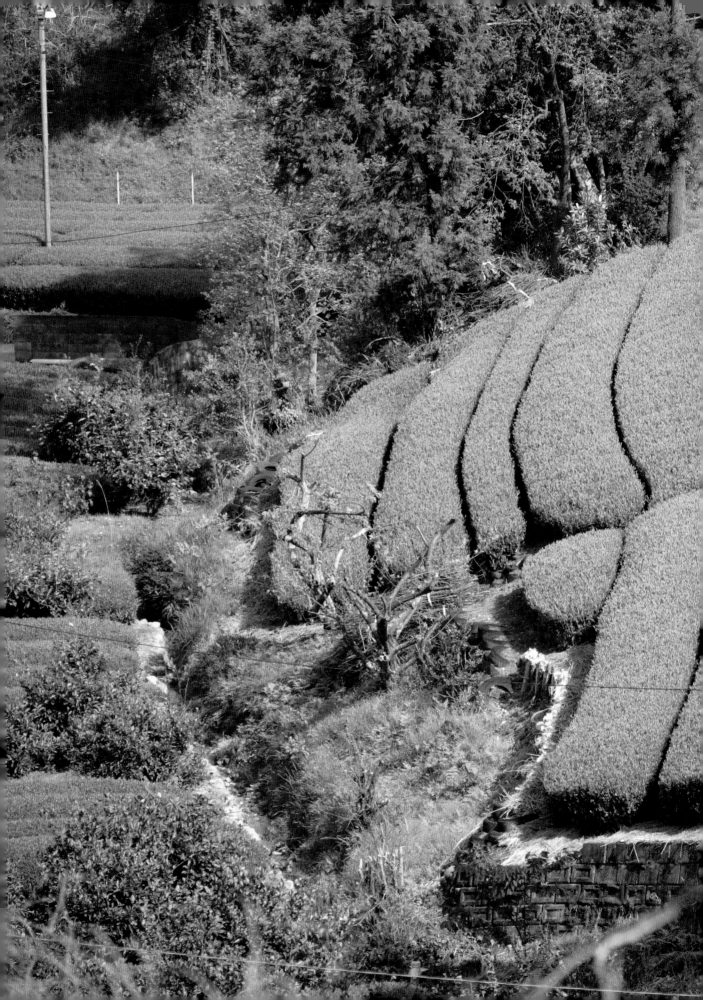

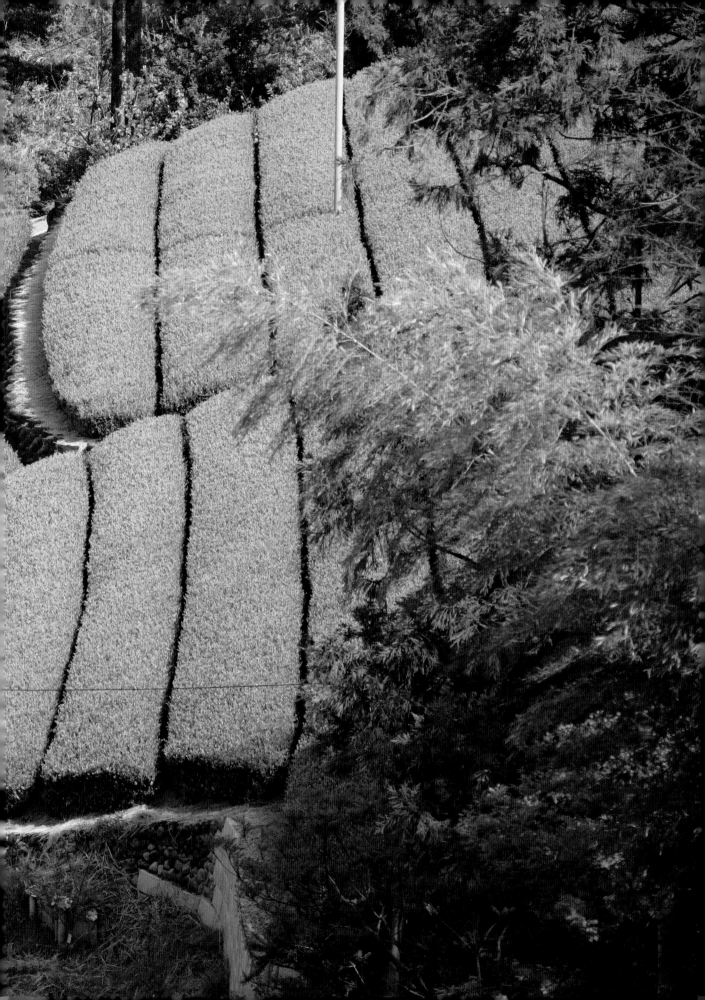

Qualitäten von Grünem Tee und von Schwarztee

Die Qualität von Tee, ob Schwarztee oder Grüntee, ist abhängig von folgenden Faktoren:

– Bodenbeschaffenheit (Humus, Waldboden, vulkanische Erde usw.)
– Höhenlage (Meereshöhe bis Berglagen)
– Klima (subtropisch, tropisch, Lagen von Ost bis West)
– Besonnung (Sonne, Halbschatten, Schatten)
– Bewirtschaftung (Zurückschneiden, Düngen, Spritzen, konventionelle oder biologische bzw. organische Bewirtschaftung)
– Alter der Teepflanzen (Höchstalter zwischen 30 und 80 Jahren)
– Zeitpunkt der Ernte
– Pflückmethoden (Handpflückung oder maschinelle Ernte)
– Verarbeitung (Grüner Tee, halbfermentierter Tee, Schwarztee, Spezialverfahren wie Weißer Tee usw.)
– Lagerung und Verpackung (enorm wichtig!)

Die Engländer haben im 19. Jahrhundert den Teeanbau in ihren Kolonien Indien und Ceylon derart perfektioniert, dass die dabei entwickelten Qualitätsbezeichnungen und Sortierungsgrade weltweit anerkannt wurden und auch heute noch ihre Gültigkeit haben. Nur in Japan werden diese Qualitätseinteilungen wenig gebraucht; für Grünen Tee gelten meist andere Namen (siehe Seite 56).

Generell jedoch bilden folgende Bezeichnungen die Grundlage zur Benennung der verschiedensten Qualitäten:

Broken   Zerkleinerter Tee, meist in einem sogenannten Cutter geschnitten.

Flush   Neuer Trieb. Als Spitzenqualität gilt ein kleines ganzes Blatt mit Knospe, »one bud and one leaf«, mit möglichst gleich großen Blättern und mit reinem Geruch.

First Flush   Erster Austrieb im Frühjahr.

Second Flush   Zweiter Austrieb nach dem Zwischenmonsun (Regenzeit).

Orange   Bezieht sich auf das holländische Königshaus Oranien und bedeutet »königlicher Tee«, das heißt ein Tee höchster Qualität.

Pekoe   Deutet auf die weiße Pecco-Blüte, deren Blattspitzen und die jungen Triebe hin, die beim Pflücken auf der Unterseite noch hell sind. Die Pecco- oder Pekko-Blüte ist botanisch keine Blüte, sondern der jüngste Spross einer Teepflanze, noch mit weißlichem Flaum behaart.

Tip, Tippy   Blattspitzen; der Anteil an jungen Knospenblättchen (Spitzen) ist entsprechend hoch.

Im Umgang mit diesen Fachbegriffen sollte Folgendes beachtet werden: Manchmal wird damit eher ein Kult betrieben, als Information geliefert; die vielen Möglichkeiten der Qualitäts- und Sortierungsnamen führen vielmehr oft zu Unklarheiten. Zudem beschränken sich diese Labels praktisch auf die ehemaligen Kolonialgebiete von England und somit lediglich auf Schwarztee.

Außerdem ist eine vollständige Unterteilung der Qualitäten nach diesen traditionellen Sortierungsgraden nur mehr dort möglich, wo das Pflücken von Hand erfolgt. Aus Rationalisierungsgründen wird in modernen Plantagen jedoch heute weitgehend maschinell geerntet; manche Länder, etwa Malaysia, kennen sogar überhaupt keine Handpflückung mehr. Lediglich die teuersten Teesorten oder die erste Frühjahrsernte (First Flush) werden noch von Hand gepflückt. Dies führt zwangsläufig zu mehr Einheitsqualitäten. Lediglich in Japan wurde die maschinelle Pflückung und Aussiebung derart hoch entwickelt, dass dadurch kaum mehr Qualitätsverluste entstehen. Die guten Analysen der japanischen Grünen Tees bestätigen das.

Man unterscheidet die folgenden zwei Produktionsarten:

Orthodox   Ist die traditionelle Verarbeitung von Hand; sie schließt auch eine Handpflückung durch Pflückerinnen ein.

CTC (maschinell)   Steht für »crushing, tearing, curling« und bedeutet »zermalmen, zerreißen, rollen«. Diese sehr rationelle Produktionsweise schließt meist eine maschinelle Pflückung ein. Diese moderne, viel kostengünstigere Verarbeitung erlaubt keine Einteilung in Blatttees, sondern ergibt Broken- und Fannings-Qualitäten; dabei handelt es sich ausschließlich um Schwarztee-Qualitäten. Der weitaus größte Teil der Weltproduktion entsteht heute nach der CTC-Methode. Der oft erwähnte Aromaverlust durch dieses Verfahren wird von Verfechtern der modernen Technik bestritten; auch der Wirkstoffgehalt des Tees soll bei einer sorgfältigen maschinellen Pflückung und Verarbeitung noch optimal vorhanden sein.

Ein Teelexikon

Afternoon Tea   Dies ist keine Teesorte, sondern ein Nachmittagstee nach englischer Tradition mit kleinen Sandwiches und Scones (süßes Gebäck). Siehe auch unter High Tea weiter unten.

Amacha   Das Wort kommt aus dem Japanischen und heißt übersetzt »süßer«. Amacha ist keine Sorte aus der Teepflanze, sondern ein »Kräutertee«, hergestellt aus den Blättern der japanischen Gartenhortensie *Hydrangea macrophylla.* Diese Blätter weisen einen hohen Anteil an Dulcin auf, ein Süßstoff, der 250-mal süßer ist als Zucker (ähnlich wie Stevia-Blätter). Dieser Tee wird in Japan nur einmal pro Jahr, anlässlich der Kanbutsue-Feier am 8. April, dem Geburtstag von Buddha, zubereitet und wird daher auch Buddha-Tea genannt.

In der Naturheilkunde wird Amacha gegen Malaria, Fieber und als Antiallergikum empfohlen.

Aracha   Japanischer Grüntee mit einem Wassergehalt von mindestens 5 Prozent vor dem abschließenden Trocknungs- und Verarbeitungsprozess. Aracha-Tee wird in Kühlhäusern in Kartons verpackt gelagert, um später, je nach Wunsch der Teehändler gebrauchsfertig weiterverarbeitet zu werden.

Aromatisierte Tees   Siehe Seite 96.

Assam Tea   Tee (Schwarztee) von der Art *Camellia assamica.* Er stammt meist – jedoch nicht zwingend – aus Assam (Ostindien). Auch Teeproduzenten in Darjeeling kultivieren Assam Tea.

Assam Green Tea   Siehe Seite 56.

Bancha   Siehe Seite 91.

Black Tea   Sammelbegriff für alle fermentierten Tees, das heißt alle Schwarztees. Siehe Seite 54.

Blend/Blended Tea Teemischungen, oft kunstvoll zusammengestellte Tees verschiedenster Herkunft, meist eine Spezialität der traditionellen englischen Teehäuser und Teeproduzenten.

Bread and Butter Tea Siehe unter Regentee weiter unten.

Cream Tea Dies ist keine Teesorte, sondern ein Nachmittagstee nach englischer Tradition mit Scones (süßem Gebäck), einer speziellen Art von Crème double/Doppelrahm und Konfitüre.

Darjeeling Das berühmteste Teeanbaugebiet im Nordosten Indiens. Der Tee wächst hier auf dem Hochland zwischen 1000 und 2400 Metern ü. M. Darjeeling ist bekannt für die Produktion von hochwertigem, »blumigem« Tee, meist Schwarztee. Seit einigen Jahren wird in Darjeeling vermehrt auch Grüner Tee produziert.

Dust In kleinste Teilchen zerriebener Tee, meist für Teebeutel.

Earl Grey Schwarztee, mit reinem Bergamottöl (ätherisches Öl aus einer Zitrusfrucht/Urorange) aromatisiert. Der Engländer Charles Earl Grey erhielt dieses Rezept von einem chinesischen Mandarin, als er in China in diplomatischem Dienst stand.

Englische Mischung Meist eine Mischung aus Tees der traditionellen ursprünglichen englischen Kolonialgebiete Darjeeling, Assam und Sri Lanka (Ceylon).

Garden Tea »Gartentee« ist ein Tee, dessen Herkunft, das heißt dessen Teegarten (Teeplantage), genau bekannt und bezeichnet ist. Dies kann ein zusätzliches Gütezeichen bedeuten.

Genmaicha Bancha-Tee, dem geröstete Naturreiskörner beigemischt werden.

Green Tea   Sammelbegriff für nicht fermentierten und nicht oxidierten Tee, das heißt alle Grünen Tees. Diesem Tee ist dieses Buch hauptsächlich gewidmet. Nur Grüner Tee enthält noch alle Wirkstoffe des Teeblatts; sie machen ihn zu einem geschätzten Volksgetränk und auch zu einem faszinierenden Naturheilmittel.

Gunpowder   Siehe Seite 85.

Gyokuro   Siehe Seite 89.

High Tea   Dies ist keine Teequalität, sondern eine traditionelle Teestunde zu Ehren des englischen Königshauses. Im Buckingham-Palast wird täglich zwischen vier und fünf Uhr nachmittags der High Tea serviert; dazu gehören kleine Sandwiches und Scones. Diese ursprüngliche Bedeutung hat sich in England jedoch schon vor Jahrzehnten geändert. Heute bezeichnet High Tea eher ein kleines frühes Nachtessen. (Siehe auch oben, Afternoon Tea und Cream Tea.) In traditionellen Hotels in Australien, Indien und Singapur wird nach wie vor der originale High Tea zelebriert.

Houjicha (Hojicha)   Siehe Seite 92.

Iced Tea (Ice Tea)   Eistee ist ganz einfach Tee mit Eis, kalt als Durstlöscher getrunken. Iced Tea wurde erstmals in den USA, anlässlich der Weltausstellung in St. Louis im Jahr 1904, erwähnt. Der junge Kaufmann Richard Blechynden soll dort auf die Idee gekommen sein, anstelle üblicher eisgekühlter Getränke heißen Tee in ein Gas mit Eiswürfeln zu füllen. Sein Iced Tea wurde zum großen Erfolg.

Instant Tea   Ein direkt löslicher Pulvertee, hergestellt in verschiedenen Trocknungs- und Extraktionsverfahren. Geschmack und Qualität solcher Tees entsprechen selten den Ansprüchen von Teeliebhabern. Trotzdem macht Instant Tea etwa 40 Prozent des US-Teemarktes aus.

Jasmintee (Jasmin Tea)   Echter Jasmintee ist halbfermentierter chinesischer Tee mit Zusatz von echten Jasminblüten. Die Geschichte dieses Tees begann vor achthundert Jahren während der chinesischen Sun-Dynastie. Damals wurde für

Jasmintee immer Grüner Tee verwendet. Der heutige Jasmintee ist wie jeder halb- oder teilfermentierte Tee eine gesundheitlich akzeptable Alternative zu Grünem Tee, da die Wirkstoffe zum Teil noch vorhanden sind. Vorsicht jedoch vor aromatisiertem Tee mit synthetischen Jasmin-Aromastoffen (siehe auch Seite 96)!

Keemun   Erstklassiger, äußerst sorgfältig verarbeiteter Schwarztee, der traditionsgemäß aus Keemun in China (Provinz Anhui) stammt.

Knospentee   Siehe Seite 94.

Kudin cha   Dies ist kein Tee aus der Teepflanze, sondern aus den sehr bitter schmeckenden Blättern von *Ilex kudingcha und Ligustrum robustum*. Beide Bäume wachsen oft an Flussufern, sodass die Ernte der Blätter sehr schwierig ist und darum traditionell den Affen überlassen wurde; daher wird der Tee auch »monkey-plug« genannt (»monkey«, englisch für Affe). Die Blätter enthalten blutdrucksenkende Wirkstoffe. Getrunken wird dieser Tee eher selten, gemischt mit Grünem Tee oder Oolongtee.

Kukicha-Tee (Kukeicha-Tee)   Siehe Seite 92.

Lapsong-Souchong   Großblättriger Schwarztee aus China mit Rauchgeschmack, auch Rauchtee genannt, ursprünglich hergestellt durch »Rösten« auf einem Feuer aus harzigem Holz, heute jedoch oft nur mehr künstlich aromatisiert.

Mate-Tee   »Yerba Mate« ist ein anregendes Genussmittel. Der Tee stammt nicht von einer Kamelienart, sondern von einer Stechpalmenart *(Ilex paraguariensis)* aus Südamerika. Es handelt sich also weder um Schwarztee noch um Grünen Tee, die einzige Gemeinsamkeit ist, dass alle drei Tees Koffein enthalten. Trotzdem wird Mate-Tee von einigen Lieferanten fälschlicherweise als Grüner Tee angeboten.

Mattcha   Siehe Seite 92.

Oolong Halbfermentierter Tee aus China oder Taiwan (Republik Formosa). Die frisch gepflückten Blätter werden vor dem Trocknungsprozess über Nacht auf einem Haufen liegen gelassen. Es kommt zu einer natürlichen Fermentation, die beim anschließenden Trocknungsprozess durch Wärme beendet wird. Gemäß einer Sage soll ein Jäger diese Teeart »erfunden« haben: Abgelenkt durch die Jagd, hatte er seinen Tee über Nacht liegen gelassen.

Puh-Erh-Tee (Poo-Errh-Tea) Dieser Tee ist nach einer chinesischen Ortsbezeichnung benannt. Er wird praktisch vollständig fermentiert, jedoch ohne Ofen-Fermentation.

Rauchtee Rauchtee soll seinen Ursprung bei den Nomaden oder den Karawanen haben, die ihren Tee am Lagerfeuer »räucherten«. Heute wird für Rauchtee ausschließlich Schwarztee verwendet, der entweder echt geräuchert oder mit künstlichen Raucharomen vermischt wird. (Siehe auch Seite 96.)

Regentee Auch Bread and Butter Tea genannt. Dieser Tee wird während der Regenzeit geerntet und ist meist von geringer Qualität.

Scented Tea Sammelbegriff für aromatisierte Tees. Qualitativ meist nicht sehr wertvolle Schwarzteesorten, die zum Teil mit ätherischen, synthetischen und naturidentischen Ölen oder in vielen Ländern immer noch mit gesundheitlich sehr problematischen sogenannten Fruchtestern aromatisiert sind.

Alle diese Tees sind von echten Teeliebhabern sehr verpönt und können – auch wenn »natürlich« aromatisiert – bereits durch die hohe Konzentration dieser Zusatzstoffe die Gesundheit gefährden.

Sencha Siehe Seite 89.

Spiced Tea »Gewürztee« ist meist Schwarztee, dem vorwiegend tropische Gewürze wie Zimt, Ingwer, Kardamom, Sternanis, Nelkenpfeffer, Nelken, Vanille usw. beigemischt sind. Solche Tees sind in Europa besonders im Winter beliebt. Sie bieten jedoch keine Garantie für gute Teequalität und sind oft noch zusätzlich mit ätherischen Ölen oder Ähnlichem aromatisiert.

Teebeutel   Die Legende besagt, dass im Jahr 1904 ein New Yorker Teehändler namens Thomas Sullivan Teemuster in kleinen Seidensäcklein an seine Kunden verschickt haben soll – und damit war der Teebeutel erfunden! Inzwischen werden weltweit etwa 70 bis 80 Prozent aller Tees (Schwarztee, seltener Grüner Tee) in Teebeuteln angeboten. Teebeutel erfüllen die höchsten Ansprüche nur dann, wenn beste Qualität verwendet wird und jeder Teebeutel einzeln hermetisch verpackt ist. Und selbst wenn die Qualität in den letzten Jahren stark verbessert worden ist, sie variiert immer noch enorm. Teebeutel sind daher eher eine Konzession an die Bequemlichkeit, beispielsweise am Arbeitsplatz oder auf der Reise. In der Gastronomie leisten gute Qualitäten oft bessere Dienste als Offenware, weil die Dosierung klar ist.

Thé à la menthe   Spezialität und traditionelles Getränk der Araber, Berber und Beduinen in Nordafrika. Im Original besteht Thé à la menthe aus Grünem Tee mit frischen Blättern der Arabischen Minze und wird mit viel Zucker zubereitet. Vorsicht dagegen vor Tee, der mit Pfefferminzaroma aromatisiert ist (siehe auch Seite 96)!

Thea viridis   Siehe Seite 85.

Yerba Mate   Siehe oben unter Mate-Tee.

Weißer Tee   Eine feine, milde, sehr leicht anfermentierte Teespezialität, ursprünglich aus Kwangsi, China. Die je nach Qualität entweder jungen, noch flaumbedeckten Triebe oder größeren Blätter werden ohne Rollprozess luft- und sonnengetrocknet. Je nach Luftfeuchtigkeit findet ein »kurzer« Fermentationsprozess statt, der nach einem gewissen Trocknungsgrad an der Sonne von selbst beendet wird.

Ziegeltee   Eine in China, Tibet und der Mongolei traditionelle Art, Tee haltbar und handelbar zu machen. Dabei wird getrockneter Tee in einem Mörser zerstoßen, mit Reiswasser gemischt und dann in spezielle Formen gepresst. Solche »Ziegel« sind meist mit Ornamenten und Namen verziert.

Die Wirkstoffe des Teeblattes

Überlieferungen oder sogenannte Erfahrungswissenschaft hinsichtlich der Wirkung einer Pflanze genügt der modernen Forschung nicht mehr. Sie sucht vielmehr nach Beweisen und Erklärungen, das Analysieren von Heilpflanzen entspricht dem heutigen wissenschaftlich-analytischen Denken. So kennt man inzwischen rund 400 verschiedene Inhaltsstoffe des grünen, nicht fermentierten und nicht oxidierten Teeblattes, die man in der Fachsprache als Wirkstoffe bezeichnet. Diese sind:

- Koffein (früher Thein, Teein oder Tein genannt)
- Polyphenole, auch Gerbstoffe oder Tannine genannt, wie Catechin, Epigallocatechin, Epicatechin, Epicatechingallat, Epigallocatechingallat
- Flavonoide/Flavonole
- Theophyllin, Theobromin
- Fett, Wachs
- Saponine
- Ätherische Öle
- Karotin
- Theanine (Aminosäuren)
- Vitamine C, B1, B2, B5, B7, B10, B12, E, P, K
- Fluoride
- Eisenverbindungen, Kalium, Natrium, Magnesium, Kalzium, Strontium, Kupfer, Nickel, Zink
- Mineralstoffe und Spurenelemente wie z.B. Phosphor, Molybdän
- Enzyme (Fermente), auch Biokatalysatoren genannt
- zudem mehr als 300 weitere, zum Teil aromatische Substanzen

Der mengenmäßige Anteil der Wirkstoffe variiert je nach Anbaugebiet (Höhenlage, Klimazone) und Wachstumsstadium des Blattes. In jungen Blättern und Knospen ist der Koffeingehalt am größten. In älteren Blättern ist der Gerbstoffgehalt entsprechend höher.

Auffallend bei den Wirkstoffen des grünen Teeblatts ist der hohe Gehalt an den gesundheitlich äußerst wertvollen Catechinen und Vitaminen. Es gibt zum Beispiel kaum eine andere Blattdroge, die Vitamin E und Vitamin B12 enthält. Vitamin E findet man vor allem in ölhaltigen Samen, Nüssen usw., jedoch selten

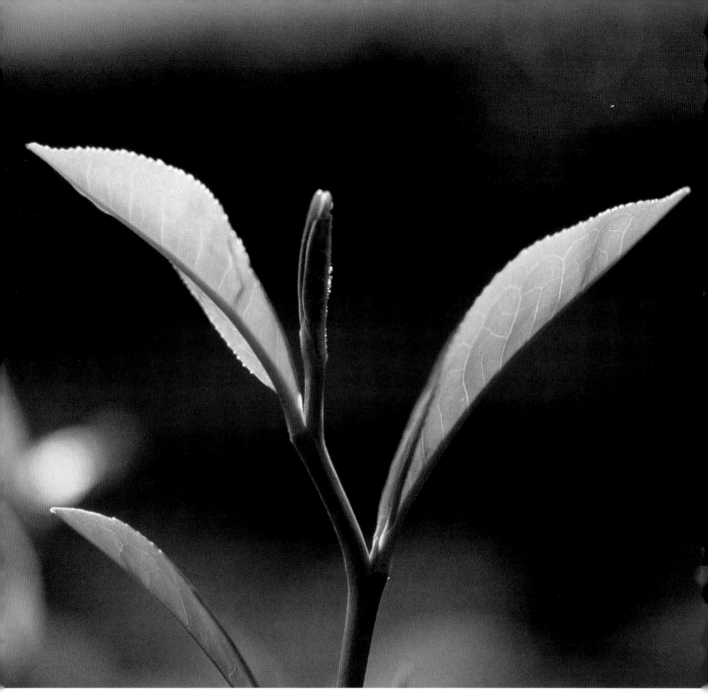

Die Teepflanze *Camellia sinensis.*

in Pflanzenblättern. Vitamin B12 ist vor allem in Milchprodukten, weiteren tierischen Produkten oder Blütenpollen enthalten.

Die Wirkstoffe des Teeblatts sind sehr gut wasserlöslich. Auch aus diesem Grund eignet es sich bestens für eine Getränkezubereitung als Wasseraufguss. Dies gilt allerdings nur für den Grünen Tee. Hier werden durch das schonende Trockenverfahren die Wirkstoffe meistens nicht verändert. Es handelt sich um eine natürliche Konservierung, die der Mensch von der Natur gelernt hat. Ein typisches Beispiel dafür sind getrocknete Samen, die bei optimaler Lagerung ihre Keimfähigkeit über viele Jahre behalten. Beim Schwarztee dagegen werden durch den Herstellungsprozess viele gesundheitlich wertvolle Wirkstoffe zerstört, und die noch vorhandenen umgewandelten Catechine sind nicht mehr wasserlöslich und auch nicht resorbierbar. Denn Fermentationen und Oxidationen, wie sie bei der Verarbeitung von Schwarztee eintreten, sind biochemische und chemische Vorgänge die entsprechende Veränderungen der Wirkstoffe zur Folge haben. Das erklärt, weshalb Schwarztee gegenüber Grünem Tee bezüglich Wirkung und Geschmack große Unterschiede aufweist.

Generell dürfen die Inhaltsstoffe aller pflanzlichen Drogen trotz modernster und raffiniertester Analysemethoden nicht als Monosubstanzen angesehen oder beurteilt werden. Isolierte Monosubstanzen wirken grundsätzlich völlig anders als Kombinationen aus natürlich vorhandenen Inhaltsstoffen. Pflanzen und deren Organe (Blätter, Blüten, Wurzeln usw.) sind mit allen ihren natürlichen Komponenten harmonisch gewachsen und müssen darum ganzheitlich beurteilt werden. Es ist die Summe aller in der Pflanze vorhandenen Inhaltsstoffe, die für die Wirkungen auf den menschlichen Organismus verantwortlich ist.

Zum Schluss noch ein Hinweis zur Verwendung des Wortes »Droge«: Wie alle getrockneten Pflanzenteile, die in der Naturheilkunde eingesetzt werden, wird auch Tee in der Medizin als Droge bezeichnet. Der Name »Droge« stammt aus dem Nieder- oder Plattdeutschen und bedeutet so viel wie »trocken« oder »trocknen«. Die entsprechenden Handelsgeschäfte für Heilpflanzen wurden dann auch Drogerey und später Drogerie genannt. Mit der Bezeichnung »Droge« sind im Zusammenhang mit Tee also keinesfalls Suchtdrogen gemeint.

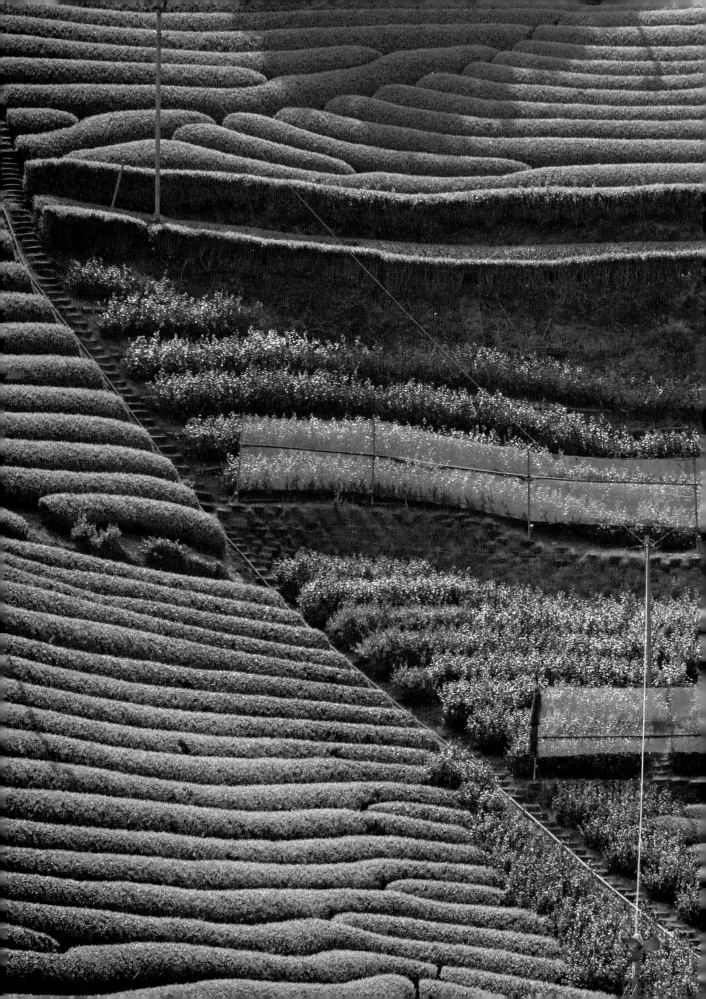

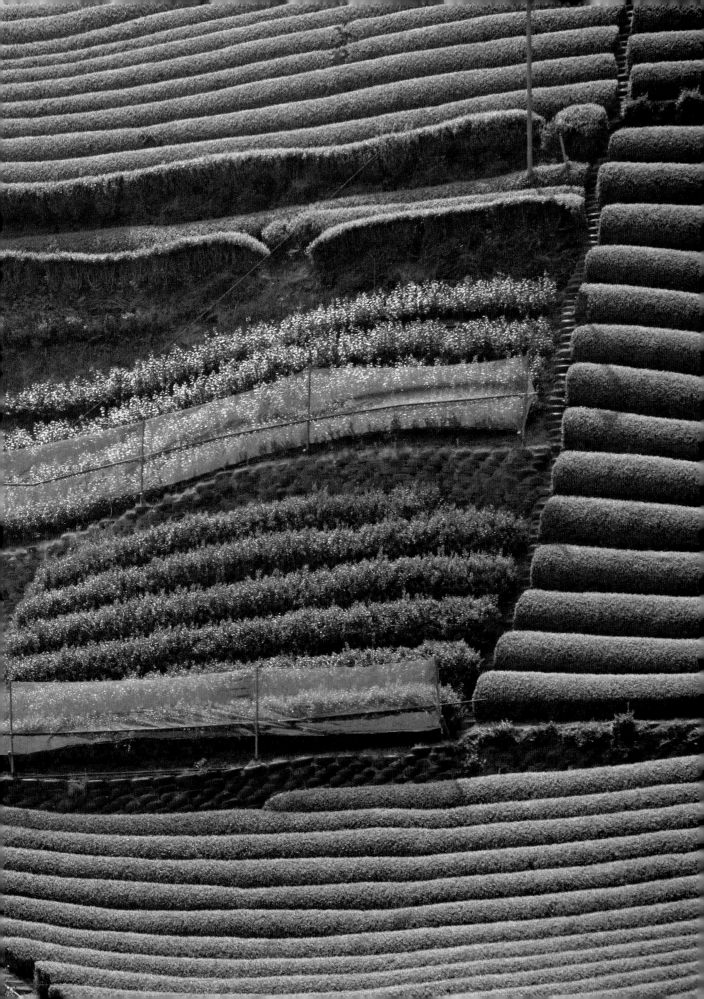

Die anregende Wirkung von Tee

Unabhängig von der Teesorte – ob Schwarztee oder Grüner Tee – bestehen teils komplizierte Zusammenhänge zwischen den verschiedenen Faktoren, die dafür sorgen, dass der Tee sehr oder weniger, für eine kurze oder längere Zeit anregend wirkt. Solche Faktoren sind das Wachstumsstudium des Blattes, die Zeit des Ziehenlassens und selbstverständlich auch die Dosierung.

Die anregende Wirkung von Tee beruht auf dem Alkaloid Koffein, das im Teeblatt an Gerbstoffe gebunden ist. Das Koffein wirkt unter anderem anregend auf das Zentralnervensystem und die Gehirnfunktionen. Da Koffein in heißem Wasser gut löslich ist, wird im Aufguss in den ersten ein bis zwei Minuten fast die gesamte vorhandene Menge Koffein ohne die Gerbstoffe gelöst.

Das Resultat bei kurzem Ziehenlassen ist also ein Getränk mit hohem Gehalt an Koffein, das nicht mehr an Gerbstoffe gebunden ist und beim Genuss des Tees sehr schnell resorbiert (aufgenommen) wird. Bei längerem Ziehenlassen, nach etwa 2 bis 4 Minuten, lösen sich allmählich auch die Gerbstoffe sowie die vielen weiteren Wirkstoffe des Tees. Die Gerbstoffe haben die Eigenschaft, die Resorption des Koffeins im Magen und Darm teilweise zu verhindern oder zu verzögern. Daher ist ein länger angesetzter Aufguss zwar im Aroma viel kräftiger, das darin enthaltene Koffein wirkt jedoch schwächer beziehungsweise verzögert. Sensible Menschen können daher durch einen überdosierten, lange angesetzten »Afternoon Tea« aufgrund der verzögerten Aufnahme (Resorption) des Koffeins auch zu später Nachtstunde noch im Schlaf gestört werden.

Mit Sicherheit wirkt aber ein länger (2 bis 4 Minuten) angesetzter Tee niemals beruhigend, da das Teeblatt ganz einfach keine beruhigenden Wirkstoffe enthält und solche auch bei längerem Ziehenlassen nicht entstehen können. Somit ist der Hinweis »beruhigend«, wie er oft auf Teepackungen zu lesen ist, bei Schwarzem und Grünem Tee nicht nur falsch, sondern missbräuchlich und irreführend. Vielmehr wären Hinweise wie »stark anregend (bei kurzem Ziehenlassen)« oder »schwach anregend (bei längerem Ziehenlassen)« richtig und sinnvoll.

Die Koffeinkonzentration kann reduziert werden, indem die für die Zubereitung vorgesehene Menge Teekraut mit wenig heißem Wasser übergossen und nach einer halben Minute wieder abgesiebt wird. Danach wird der Tee wie üblich angegossen.

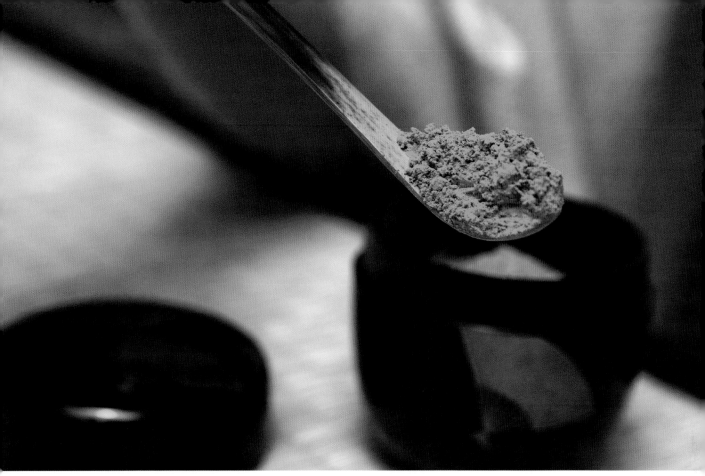

Mattcha, der Pulvertee, hergestellt aus pulverisierten jungen Teeblättern, die im Schatten gewachsen sind, hat meist den höchsten Koffeingehalt.

Durch eine eher schwache Dosierung (maximal 1 gestrichener Teelöffel pro Tasse) des Krauts und längeres Ziehenlassen (2 bis 4 Minuten) erhält man den bekömmlichsten Tee. Im Aroma milder ist dagegen Tee, der nur kurz zieht.

In Maßen getrunken, wirkt Tee anregend. Entgegen früheren Annahmen ist dieser anregende Effekt nicht blutdruckerhöhend (siehe auch Seite 82). Nur bei übermäßiger Koffeinzufuhr kann es zu einer Erhöhung des Blutdrucks kommen.

Koffein –
Suchtmittel oder Medizin?

Über ein Jahrhundert lang war Koffein der bekannteste Wirkstoff, der aus den Teeblättern und den Kaffeebohnen isoliert und analysiert werden konnte. Tee enthält jedoch, wie schon erwähnt, gegen vierhundert Inhaltsstoffe, darunter die wertvollen Catechine, ganz speziell das Epigallocatechin (siehe Seite 71) und andere, die für den gesundheitlichen Effekt von Tee eine viel größere Rolle spielen als Koffein. Koffein hat nur deshalb eine besondere Stellung, weil es jeder kennt und weil seine anregende Wirkung wissenschaftlich gründlich untersucht ist.

Der Begriff »Thein« (oder »Teein«), wie das Koffein des Tees lange genannt wurde, wird in der Fachsprache nicht mehr verwendet, da es dem Koffein chemisch gleichgestellt ist und sich lediglich durch seine Bindung an verschiedene andere Stoffe unterscheidet (siehe Seite 50).

Koffein als Monosubstanz   Chemisch zählt Koffein zu den in verschiedenen Pflanzen vorkommenden Xanthinderivaten mit der genauen Bezeichnung 1,3,7-Trimethylxanthin. Es ist bereits im Jahr 1820 von dem Chemiker Friedlieb Ferdinand Runge als sogenannte Monosubstanz isoliert worden. Goethe soll ihm einige Kaffeebohnen gegeben haben mit dem Auftrag, sie zu analysieren und ihre Wirkung auf Mensch und Tier zu untersuchen. Koffein war daher also sehr früh bekannt – und weil andere Substanzen noch nicht erforscht waren, wurde es lange Zeit als Hauptwirkstoff von Tee und Kaffee angesehen. Die entsprechenden Forschungsergebnisse werden seit vielen Jahrzehnten ständig erweitert.

Koffeinhaltige Produkte   Außer in Tee, Kaffee und Genussmitteln wie Cola-Getränken oder modernen aufputschenden Drinks, die Guarana enthalten, findet man Koffein in verschiedenen pharmazeutischen Präparaten, die gegen Migräne, Kopfschmerzen und rheumatische Krankheiten eingesetzt werden.

Eine Analyse aus dem Kantonalen Laboratorium Luzern zeigt im Vergleich den Koffeingehalt von verschiedenen Getränken, die normal dosiert hergestellt wurden:

Getränke	Koffeingehalt in 100 ml/1 dl
Grüner Tee Fuji Sencha	46 mg
Grüner Tee Gunpowder	36 mg
Bancha-Tee	13 mg
Schwarztee Darjeeling	45 mg
Mate-Tee/-Aufguss	18 mg
Kaffee/Normalkaffee	66–98 mg
(je nach Herstellungsart und Kaffeesorte)	
Espresso	177–354 mg
(je nach Espresso-Maschine und Kaffeesorte)	
Kakao	7 mg
Kakao-Drink	7 mg
Cola-Getränk	9 mg

Die folgende Zusammenstellung zeigt den durchschnittlichen Koffeingehalt der entsprechenden Getränke, umgerechnet auf die in westlichen Ländern üblichen durchschnittlichen Maßeinheiten:

1 Teetasse	170 ml/1,7 dl	Grüner Tee Fuji Sencha	78 mg
1 Teetasse	170 ml/1,7 dl	Grüner Tee Gunpowder	61 mg
1 Teetasse	170 ml/1,7 dl	Bancha-Tee	22 mg
1 Teetasse	170 ml/1,7 dl	Schwarztee Darjeeling	77 mg
1 Teetasse	170 ml/1,7 dl	Mate-Tee	31 mg
1 Kaffeetasse	150 ml/1,5 dl	Kaffee/Normalkaffee	123 mg
1 Espressotasse	50 ml/0,5 dl	Espresso	133 mg
1 Kaffeetasse	150 ml/1,5 dl	Kakao	11 mg
1 Flasche	300 ml/3,0 dl	Kakao-Drink	21 mg
1 Flasche	300 ml/3,0 dl	Cola-Getränk	27 mg

Für die Berechnungen wurde berücksichtigt, dass nur mehr höchstens 85 Prozent des gesamten Koffeingehaltes eines Rohproduktes im fertigen Getränk gelöst vorhanden sind.

Aus dieser Zusammenstellung der Koffeinanalyse kann man seinen täglichen Koffeinkonsum selbst errechnen. Interessant ist eine solche Studie insbesondere, um sich den versteckten Koffeingehalt in Lebensmitteln bewusst zu machen, zum Beispiel in guaranahaltigen Genussmitteln oder in Süßigkeiten, die auch Kinder konsumieren.

Die Wirkung von Koffein   In den üblichen Dosen von 50 bis 200 Milligramm wirkt Koffein vorwiegend auf die Großhirnrinde. Ermüdungserscheinungen jeder Art werden dabei aufgehoben. In höheren Mengen werden das Vasomotoren- und das Atemzentrum angeregt. Und zwar ohne dass dabei der Blutdruck ansteigt. Das liegt daran, dass gleichzeitig Haut-, Nieren- und Koronargefäße erweitert werden. Eine Blutdruckerhöhung erfolgt erst durch übermäßig hohe Koffeindosen. Diese verursachen Ruhelosigkeit, Gedankenjagen oder gar Herzrhythmusstörungen.

Echte Vergiftungen mit Koffein beziehungsweise koffeinhaltigen Präparaten sind sehr selten. Allerdings wurde von der Medizin auch eine tödliche Dosis für Koffein errechnet, und diese liegt für den Menschen bei etwa 10 Gramm. Doch dafür müsste man in sehr kurzer Zeit zirka 80 Tassen Kaffee oder rund 140 Tassen Tee trinken – was praktisch unmöglich ist.

Während der Schwangerschaft kann eine ständige Überdosierung von Koffein, das heißt mehr als 600 Milligramm pro Tag, abortiv wirken. Eine solche Koffeinmenge entspricht jedoch einer Tagesdosis von mindestens 14 Tassen eines Tees mit dem höchstmöglichen Koffeingehalt.

Interessant ist übrigens auch folgende Feststellung: Auf die meisten Menschen hat Koffein, das auf Meereshöhe zu sich genommen wird, einen schwächeren Effekt, und die gleiche Menge, auf einer Höhe von rund 1000 Metern über Meer konsumiert, einen merklich stärkeren.

Nach dem Genuss von Kaffee tritt die Koffeinwirkung relativ rasch ein, erreicht nach zirka 30 Minuten ihr Maximum und klingt allmählich innerhalb von 2 bis 3 Stunden wieder ab. Bei Tee tritt die Wirkung selbst bei gleichem Koffeingehalt verzögert ein, dafür hält sie länger an (siehe auch Seite 50). Das Koffein aus Kaffee wird rasch und das aus Tee langsamer resorbiert, jedoch in beiden Fällen praktisch vollständig. Die daraus entstehenden Abbauprodukte im Urin sind beispielsweise Monomethylharnsäure, Di- und Monomethylsanthin.

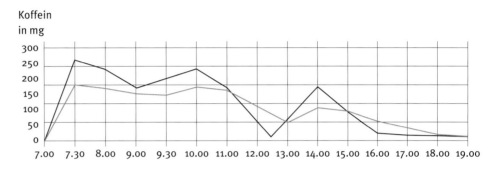

Koffein
in mg

300
250
200
150
100
50
0

7.00 7.30 8.00 9.00 9.30 10.00 11.00 12.00 13.00 14.00 15.00 16.00 17.00 18.00 19.00

■ Kaffee
■ Tee

Dies beweist, dass Koffein nur als isolierte Monosubstanz in der Wirkung genau festgelegt werden kann. Das in Pflanzen enthaltene Koffein wirkt wegen seiner Bindung an Gerbstoffe, Chlorogensäure oder Ähnliches und wegen des Zusammenspiels mit vielen anderen Inhaltsstoffen sehr verschieden. Dieses Phänomen findet man auch in den unterschiedlichen Wirkungen von Schwarztee und Grünem Tee. Die Naturheilkunde lehrt, dass es nicht die Monosubstanzen sind, die eine Gesamtwirkung auslösen, sondern die Summe aller Wirkstoffe, die von der Natur als harmonisches Ganzes geschaffen wurden. Und so wird auch der Effekt von Koffein beispielsweise verstärkt durch den natürlichen Gehalt an den koffeinähnlichen Alkaloiden Theophyllin und Theobromin im Kaffee oder Tee. Diese Substanzen sind nach ähnlichen chemischen Formeln aufgebaut wie Koffein und sind oft in denselben Pflanzen vorhanden wie Koffein.

Die Wirkung des Koffeins kann aber auch durch Zugabe von anderen Substanzen, also solchen, die nicht in derselben Pflanze enthalten sind, beeinflusst werden. Zum Beispiel durch den sogenannten Synergismus von Koffein mit Alkohol. In einem Tee mit Rum oder Kaffee mit Schnaps wirkt der beigemischte Alkohol synergistisch, das heißt, verstärkend auf das Koffein.

Koffein als Heilmittel Die synergistische Komponente ist auch die Ursache dafür, warum Grüner Tee andere Heilwirkungen verstärkt. Durch die Gefäßerweiterung werden die Inhaltsstoffe im Organismus besser verteilt.

Tee und Kaffee werden von älteren Menschen oft als Einschlafmittel gepriesen. Diese auf den ersten Blick widersprüchlich erscheinende Eigenschaft lässt sich ebenfalls mit der Gefäßerweiterung und der dadurch verbesserten Durchblutung erklären. In der Homöopathie wird Koffein sogar als reguläres Schlafmittel, unter den Bezeichnungen »Cola«, »Coffea« oder »Thea«, eingesetzt. Dazu werden Koffein beziehungsweise Extrakte aus Kolanuss, Kaffeebohne oder Teeblatt gewonnen, nach homöopathischen Vorschriften verdünnt und als sogenannte Potenzierungen (zwischen D3 und D12) verabreicht.

Koffeinallergien   Solche Allergien sind eher selten, aber es gibt sie. Eine Koffeinallergie erzeugt nach dem Genuss von Kaffee, Tee oder sogar Schokolade während ein bis drei Stunden einen mehr oder weniger starken Juckreiz, meist am ganzen Körper.

Versuche mit Allergikern haben interessanterweise ergeben, dass diese nach der Einnahme von Grünem Tee absolut keine allergischen Reaktionen zeigten. Die Ursache dafür ist unklar. Eine Spekulation wäre, dass Koffein nur in fermentierten, oxidierten oder gerösteten Produkten, also in Schwarztee oder Kaffee, Allergien auslösen kann. Denn bei den Verarbeitungsprozessen für diese Produkte – übrigens auch für Kakao –, geht das Koffein neue Verbindungen ein, was bei der Herstellung von Grünem Tee nicht der Fall ist. Vielleicht handelt es sich bei Koffeinallergien um Reaktionen auf diese verschiedenen Koffeinverbindungen und nicht auf das reine Koffein.

Macht Koffein süchtig?   Sucht ist ein Zustand, der durch wiederholten Gebrauch von Drogen (Rauschmittel, Arzneimittel, Alkohol, Nikotin) entstehen kann. Die Sucht ist gekennzeichnet durch psychischen und/oder physischen Zwang, den auslösenden Stoff weiterhin einzunehmen und die Dosis ständig zu erhöhen. Mildere Suchtarten äußern sich in körperlichem Unwohlsein beim Weglassen der Droge sowie in psychischer Abhängigkeit.

Für viele Menschen bedeutet der Kaffee- oder Teegenuss tatsächlich eine Gewohnheit, und die Gewöhnung an die stimulierende Wirkung geht in Richtung einer Abhängigkeit, wenn auch nicht in Richtung Sucht: Denn unterbricht man diese Gewöhnung für eine gewisse Zeitspanne – selbst wenn diese mehrere Tage oder Wochen dauert –, treten nie vergleichbare Entzugserscheinungen auf wie bei einer Suchterkrankung. Und normalerweise ist ein regelmäßiger Koffeingenuss auch nicht mit dem Bedürfnis nach einer ständigen Erhöhung der Dosierung verbunden wie es bei einer Sucht der Fall ist. Zudem besteht bei Koffein, selbst bei täglicher Zufuhr in Form von natürlichen Produkten, auch nicht die Gefahr von bleibenden Schäden. Das beweist auch die Tatsache, dass in den Ländern, in denen regelmäßig Grüner Tee getrunken wird, niemals Schädigungen von Organismus oder Psyche im Zusammenhang mit dem Teegenuss aufgetreten sind. Lediglich bei Überdosen reagieren vegetativ labile Menschen oft mit Schlaflosigkeit, innerer Unruhe oder ähnlichen Erscheinungen.

Wer seine Abhängigkeit von Tee oder Kaffee prüfen möchte, kann dies ganz leicht tun: Man verzichtet einfach ab einem bestimmten Tag eine Woche lang auf jeglichen Tee und Kaffee und beobachtet dabei alle Körperreaktionen und -funktionen. Solche Pausen zur Selbstprüfung können also durchaus sinnvoll sein.

Was kann man aus diesen Erkenntnissen lernen? Wenn man die Gefahren kennt, ist es leichter, vernünftig damit umzugehen. Schon Paracelsus lehrte, dass »nichts oder alles Gift« ist und dass es nur auf die Dosierung ankommt. Also gelten auch im Bezug auf Koffein die folgenden Ratschläge:
- Koffeinhaltige Getränke sind nicht geeignet für Kleinkinder.
- Bei Tee ist die richtige Dosierung zu beachten. Man kann auch durch eine spezielle Zubereitungsart den Koffeingehalt reduzieren oder auf einen sehr koffeinarmen Tee, beispielsweise Bancha, ausweichen.
- Bei Schlafproblemen abends den Koffeingenuss entsprechend einschränken.
- Tee und etwas differenzierter auch Kaffee erhöht die geistige Leistungsfähigkeit, was von vielen Menschen als angenehm empfunden wird. Bei Überdosierung von koffeinhaltigen Getränken kann die Gefahr bestehen, dass ein überwacher Geist einer körperlichen Müdigkeit gegenübersteht, was als Dauerzustand zu einer gefährlichen Disharmonie führen kann. Tee und andere koffeinhaltige Getränke können den benötigten Schlaf nicht ersetzen.

Tee und Kaffee im Vergleich

Koffein wirkt in Tee ganz anders als in Kaffee. Eine Ursache dafür ist, dass Koffein im frischen Teeblatt an Gerbstoffe gebunden ist, in Kaffee an Chlorogensäure. Dies spielt – zusammen mit weiteren Unterschieden der beiden Getränke – für ihren gesundheitlichen Effekt eine wichtige Rolle. So bewirkt Tee beispielsweise keine Erhöhung des Fettsäuregehalts im Blut. Tee, speziell Grüner Tee, hat sogar eine antiarteriosklerotische Wirkung. Kaffee dagegen verursacht eine erhebliche Erhöhung des Fettsäureanteils im Blut, indem er den Abbau der Fettsäuren verhindert. Zudem enthält Tee keine Röstrückstände.

Zu Schlafstörungen kann es allerdings bei beiden Getränken kommen – jedoch in unterschiedlicher Weise. Die Koffeinverbindung des Kaffees wirkt anregend auf Herz und Kreislauf, die des Tees auf das Zentralnervensystem. Auch hier wirkt Grüner Tee milder als Schwarztee. Generell wirkt Schwarztee wie auch Kaffee mehr oder weniger aggresiv auf Magen und Nervensystem. Tee, insbesondere Grüner Tee, ist aber anders als Kaffee ein alkalisches Getränk, das einer Übersäuerung entgegenwirkt. Abschließend kann man also sagen: Auch wenn Schwarztee bekömmlicher als Kaffee ist, beide sind reine Genussmittel, während Grüner Tee Genuss- und Heilmittel zugleich ist.

Die Resorption des Koffeins aus Kaffee erfolgt im Allgemeinen erheblich schneller als die aus Tee, und die Wirkung des Koffeins aus Kaffee hält weniger lange an als jene aus Tee. Dies ließe sich etwa vergleichen mit dem kurzen Genuss eines Espresso an der Stehbar, dem das eher gemütliche Teetrinken in angenehmer Umgebung und Gesellschaft, bei dem man sich Ruhe gönnt, gegenübersteht. Letzteres ist gerade in der heutigen hektischen Zeit wichtig als ein bewusstes Ritual gegen Stress sowie zur Förderung der geistigen Aktivität auf sanfte Art.

Die koffeinhaltigen Pflanzen der Erde

Neben der Teepflanze gibt es noch fünf weitere koffeinhaltige Pflanzen (Drogen). Diese zu kennen, kann sehr hilfreich sein, um beispielsweise Schlafstörungen ursächlich zu behandeln. Denn Disharmonien im menschlichen Organismus können in Zusammenhang mit dem übermäßigen Genuss koffeinhaltiger Produkte stehen.

Die fünf anderen koffeinhaltigen Gewächse sind:

Kakao (*Theobroma cacao,* Familie der *Sterculiaceae*)   Der Kakaobaum ist in Zentralamerika heimisch und wird in vielen tropischen Ländern angebaut. Kakao wird aus den Samen gewonnen, die 0,05 bis 0,4 Prozent Koffein enthalten. Die frischen Kakaosamen werden mit ihrer Pulpa (dem samenumgebenden Fruchtmark) fermentiert und dann geschält. Durch Einschmelzen wird die Kakaobutter von der reinen Kakaomasse getrennt.

Guarana (*Paullinia cupana,* Familie der *Sapindaceae*)   Dieser Baum stammt aus Brasilien und wird zum Teil in Zentralamerika kultiviert. Verarbeitet werden die Samen. Die daraus hergestellte Paste hat eine Koffeinkonzentration von 4 bis 8 Prozent und wird als Bestandteil von Aufputschdrinks verwendet.

Kaffee (*Coffea arabica,* Familie der *Rubiaceae*)   Der Kaffeebaum ist in Ostafrika, hauptsächlich in Äthiopien, heimisch und wird weltweit in tropischen Gebieten angebaut. Die Samen (Kaffeebohnen) enthalten roh 0,7 bis 2,6 Prozent Koffein, geröstet 1,3 bis 2,9 Prozent Koffein.

Kolanuss (*Cola nitida,* Familie der *Sterculiaceae*)   Der Kolabaum stammt aus dem tropischen Afrika. In seinen Samen (Kolanuss) stecken 1,5 bis 3,5 Prozent Koffein.

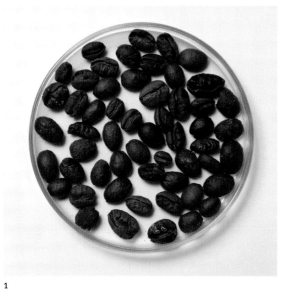

1

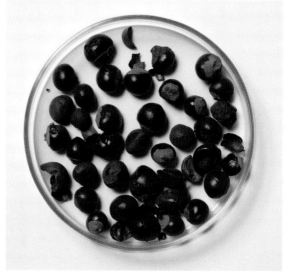

2

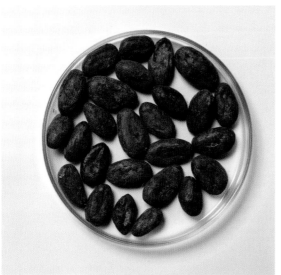

3

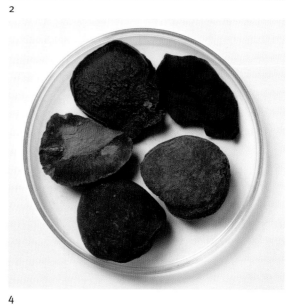

4

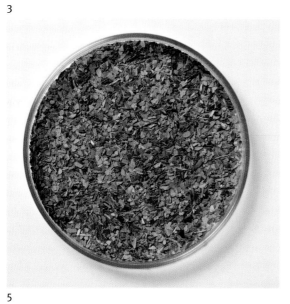

Die weiteren koffeinhaltigen Pflanzen neben
dem Tee sind:
1 Kaffee
2 Guarana
3 Kakao
4 Kola
5 Mate

5

Mate (*Ilex paraguariensis,* Familie der *Aquifoliaceae*) Der Matestrauch ist eine südamerikanische Stechpalmenart, deren Blätter 0,3 bis 1,5 Prozent Koffein enthalten. Von Einheimischen wird die Pflanze seit Jahrhunderten als anregendes Getränk genutzt.

Die beschriebenen Pflanzen haben gemeinsam, dass sie Koffein in verschiedenen Kombinationen enthalten und dass sie alle tropische oder subtropische Gewächse sind. Sie wurden von alters her von der jeweiligen einheimischen Bevölkerung als Genuss- und Heilmittel gebraucht; davon ausgehend wurden daraus im Laufe der Zeit auch verfeinerte Genussmittel – wie beispielsweise Schokolade aus Kakao, Getränke aus Mateblättern, anregende Genussmittel aus Kolanuss – und Heilmittel gewonnen. Heute werden aus diesen Pflanzen zum Teil auch Aufputschmittel oder sonstige Mode-Drinks hergestellt, die insbesondere auch von Kindern und Jugendlichen konsumiert werden. Für Eltern oder verantwortliche Personen in Schulen und Kantinen lohnt es sich daher, auf diese versteckten Koffeinlieferanten in Genussmitteln zu achten.

Eine Pflanze –
verschiedene Getränke

Schwarztee, Grüner Tee und halbfermentierte Tees sind ganz unterschiedliche Getränke. Das Enzym im Teeblatt, auch Ferment oder Biokatalysator genannt, macht es möglich, durch verschiedene Verarbeitungsprozesse Tees beziehungsweise einige »Zwischenprodukte«, sogenannte halbfermentierte Tees, zu gewinnen.

Diese Enzyme sind hochmolekulare Eiweißverbindungen und sorgen in der lebenden Pflanze für einen perfekten Stoffwechsel im Zellsystem des Blattes. Im gepflückten Blatt setzt, speziell bei hoher Luftfeuchtigkeit, schon nach wenigen Stunden eine sogenannte Fermentation (biochemische Umwandlung) ein, die die Inhaltsstoffe des Blattes zersetzt, umwandelt oder zerstört und auch neue biochemische Verbindungen entstehen lässt.

Bei der Produktion von Schwarztee werden die Fermentationsprozesse und Oxidationen bewusst gefördert. Bei der Grüntee-Verarbeitung wird eine Fermentation völlig verhindert, um die natürlichen Wirkstoffe zu erhalten. Die halbfermentierten Tees sind Spezialitäten aus China und Taiwan; bei ihrer Herstellung wird eine kurze Fermentation eingeleitet, die nach Erreichen des gewünschten Stadiums wieder beendet wird.

Der Schwarztee

Schwarztee entsteht durch Fermentation des mit warmer Luft leicht vorgetrockneten (gewelkten) und gebrochenen beziehungsweise gerollten Blattes unter Einfluss von Wärme. Beim Brechen treten die Zellinhaltsstoffe ungeschützt an die Blattoberfläche. Chemisch gesehen ist die für diesen Prozess üblicherweise verwendete Bezeichnung der Fermentation nicht korrekt, obwohl sie seit Jahrzehnten auch im Fachhandel verwendet wird. Es handelt sich eigentlich um eine Oxidation, die durch die Enzyme (Fermente) im Teeblatt ausgelöst wird. Um diese Oxidation einzuleiten beziehungsweise ihren zeitlichen Ablauf zu kontrollieren, werden die entsprechend vorbereiteten (oft zerquetschten) Blätter 30 Minuten bis zu 3 Stunden der feuchten Luft ausgesetzt oder gar in speziellen Öfen erhitzt.

Eine schonendere Methode zur Unterstützung der Fermentation (Oxidation) ist das Ausbreiten der aufgebrochenen Blätter, die an einem schattigen Ort der warmen, feuchten Tropenluft ausgesetzt werden. Dieser Prozess dauert rund

30 Minuten für die Herstellung von hellem Schwarztee und bis zu drei Stunden für dunkle Schwarztees. Für spezielle Schwarztees – meist lokale Spezialitäten – erfolgt die Förderung der Fermentation zum Beispiel über Nacht im Freien oder in Höhlen.

Bei allen diesen Prozessen entwickelt sich das sogenannte Teeöl, entstanden aus den umgewandelten Polyphenolen und weiteren Abbauprodukten. Aus diesen ursprünglich wasserlöslichen, resorbierbaren Polyphenolen werden schließlich wasserunlösliche, nicht mehr resorbierbare Verbindungen wie die sogenannten Rubigene. Diese Stoffe sind für den Menschen wertlos. Sie sind verantwortlich für die orangebraune Teefarbe – und für die braune Färbung der Zähne bei regelmäßigem Schwarzteegenuss.

Der Koffeingehalt verändert sich durch die Fermentation und Oxidation nur sehr gering, das Koffein wird aber etwas wirksamer, da es sich teilweise von den Gerbstoffen löst. Ansonsten werden bei der Schwarztee-Herstellung insbesondere die gesundheitlich sehr wertvollen Epigallocatechine verändert und wichtige weitere Stoffe, unter anderem Vitamin C, zerstört. Die Ganzheitlichkeit und die großen Heilwirkung sind dahin. Ein hochwertiges Naturprodukt wird so zum reinen Genussmittel gemacht.

Der Schwarztee als Genussmittel Trotz seinen nachteiligen Aspekten muss man auf Schwarztee nicht unbedingt ganz verzichten – vorausgesetzt es handelt sich um echten, reinen, nicht aromatisierten Tee. Er hat zwar keine positiven gesundheitlichen Wirkungen, kann aber durchaus als Genussmittel dienen. Wichtig ist, entsprechende Qualität zu wählen: Je nach Herkunft (Klima usw.), Pflückstadium der Blätter und Dauer des Fermentations- und Oxidationsprozesses entstehen verschiedene Schwarztee-Qualitäten und Aromen, die man beim Kauf berücksichtigen sollte. Mit künstlich aromatisierten Teesorten hat dies jedoch nichts zu tun – sie sollte man auf jeden Fall meiden. Ihnen ist ein spezielles Kapitel gewidmet (siehe Seite 96).

Der Grüne Tee

Bei der Grüntee-Produktion werden die Prozesse der Fermentation und Oxidation vollkommen verhindert, um die natürlichen Wirkstoffe des frisch gepflückten Blattes zu erhalten. Im Laufe der jahrtausendealten Teegeschichte wurden dazu folgende Methoden angewandt:
– Trocknen an der Sonne
– Kochen und Trocknen mit Wärme
– Erhitzen in rundlichen Metallpfannen über Feuer
– Dämpfen

– Das Sonnentrocknen der frisch gepflückten Blätter, ohne weitere Verarbeitung, ist wahrscheinlich die ursprünglichste Vorgehensweise. Sie wird in China ausschließlich noch für den Weißen Tee angewandt. Durch die Luftfeuchtigkeit kommt es zu einer kurzen Fermentation, die allerdings durch die Sonnenwärme bald beendet wird. Doch trotzdem werden je nach Intensität der Sonneneinstrahlung die Vitamine und Polyphenole teilweise zerstört. Daher kann hier, verglichen mit schonenderen Techniken, nicht von einem reinen Grünen Tee gesprochen werden. (Siehe auch unter »Weißer Tee« Seite 36 und Seite 85.)

– Das Kochen und anschließende Trocknen der Blätter an der Wärme ist ein sehr schädliches Verfahren, das nur mehr für ganz wenige Sorten in China angewandt wird. Durch den Kochprozess gehen viele Wirkstoffe verloren, auch wenn eine vollständige Fermentation verhindert wird.

– Das Pfannenerhitzen ist die klassische Art der Herstellung von Gunpowder-Tee in China, Taiwan und Indonesien. Die Metallpfannen werden meist über dem Feuer erhitzt. Bei mangelnder Sorgfalt hinsichtlich Dauer und Temperatur können teilweise Vitamine, insbesondere Vitamin C, zerstört werden. Durch das »Rollen« in den halbkugelförmigen Pfannen entstehen aus den Teeblättchen die für Gunpowder-Tee typischen kleinen getrockneten Kügelchen.

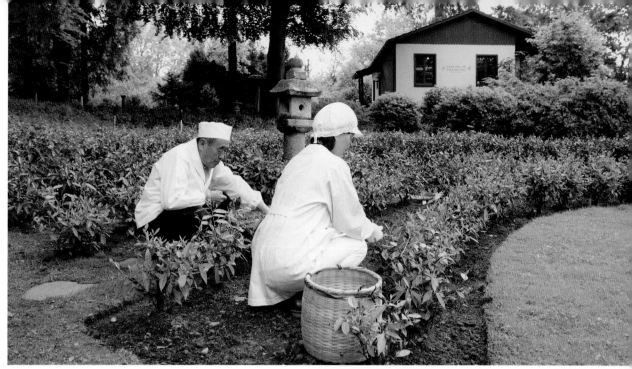

Am Beispiel des handverarbeiteten Grüntees
sind alle Arbeitsvorgänge ersichtlich.

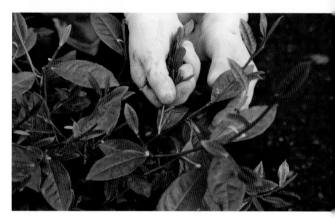

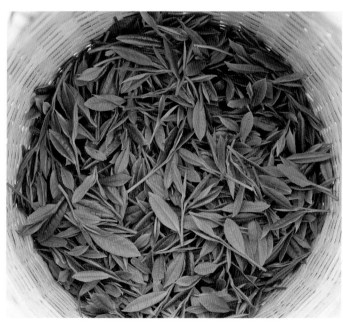

Die frisch geernteten jungen Blätter.

57

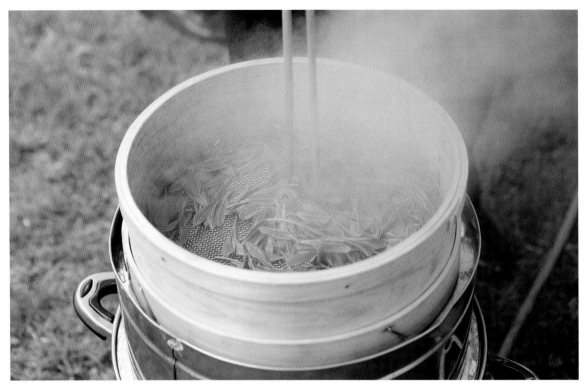

Kurzes Dämpfen (¹/₂ Minute bis 3 Minuten) verhindert ein Fermentieren (Oxidieren)
der Blätter.

Nach dem Dämpfen werden die Blätter während 10 bis
20 Minuten »gelüftet« beziehungsweise »getrocknet«.

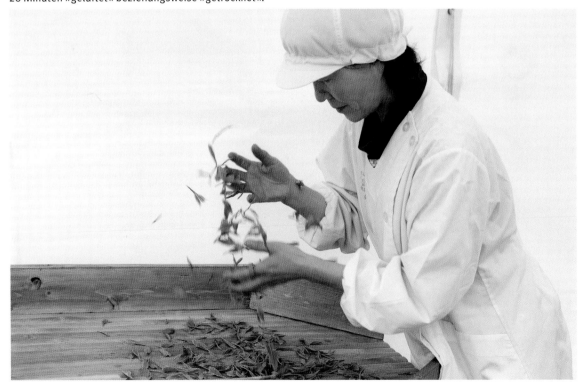

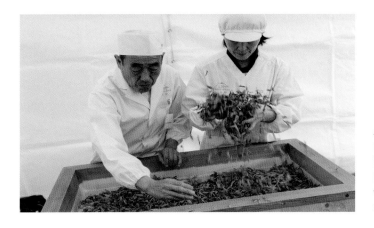

Anschließend werden die vorgetrockneten Blätter auf einem geheizten Tisch (Hoyro) bei etwa 35 bis 40 °C von Hand gerollt, bis alle Blätter trocken und nadelförmig verarbeitet sind. Dazu beherrschen die Spezialisten fünf verschiedene Handgriffe.

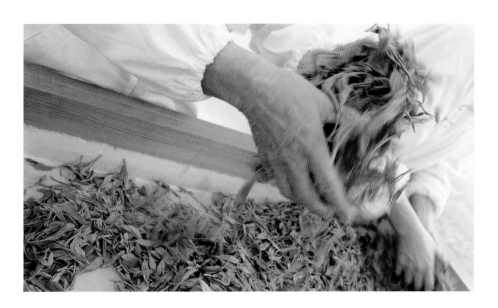

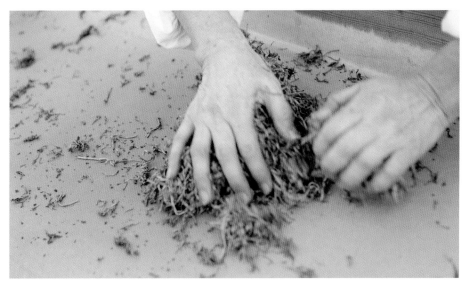

Die erste Frühjahrsernte (Shincha) ist vielerorts noch Handarbeit.

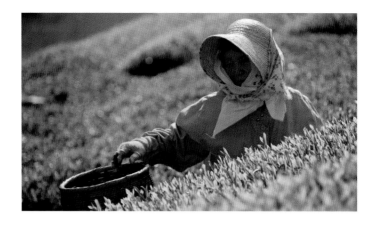

– Das Dämpfen ist die weitaus schonendste Methode für die Grüntee-Produktion. In Japan hat man sie perfektioniert, und Grüner Tee wird dort seit über 300 Jahren ausschließlich nach diesem Verfahren hergestellt. Die frisch gepflückten Blätter werden für fast alle japanischen Grüntee-Qualitäten 20 bis 40 Sekunden Wasserdampf ausgesetzt oder für spezielle Qualitäten rund 120 Sekunden lang gedämpft (»deep-steamed«). Das längere Dämpfen verleiht dem Grünen Tee eine dunkelgrüne Farbe und löst teilweise die Bitterstoffe. Etwa seit dem Jahr 1985 wird auch in den ursprünglichen Anbaugebieten des Schwarztees, Assam und Darjeeling (Indien), Grüner Tee nach der japanischen Dämpfmethode produziert. Nach dem Prozess der Fermentationsverhinderung wird der Grüne Tee durch Trocknen und Rollen weiterverarbeitet.

Auch beim Grünen Tee werden die Blätter in verschiedenen Stadien und Jahreszeiten gepflückt, was wiederum den Koffeingehalt, das Verhältnis vieler Inhaltsstoffe untereinander und das Aroma beeinflusst. Die empirisch bekanntesten und durch wissenschaftliche Studien belegten Heilwirkungen von Tee gelten nur für Grünen Tee. Die »Aufguss-Philosophien« variieren je nach Land und Tradition, manche schwören auf den Gebrauch von kochendem, manche von abgekochtem, jedoch nur 60 bis 80 °C warmem Wasser, andere auf kurzes, wieder andere auf längeres Ziehenlassen. Ein Weggießen des ersten Aufgusses vermindert den Koffeingehalt.

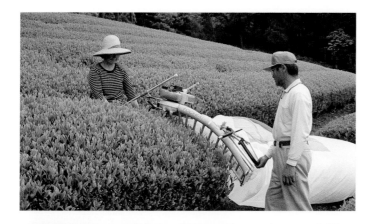

Die zweite und dritte Ernte (Sencha und Bancha) wird mit modernsten Schneidmaschinen durchgeführt.

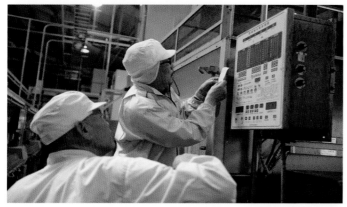

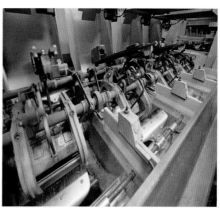

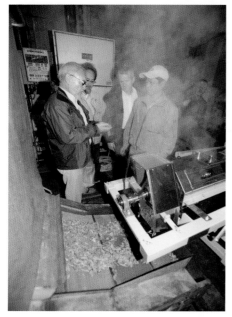

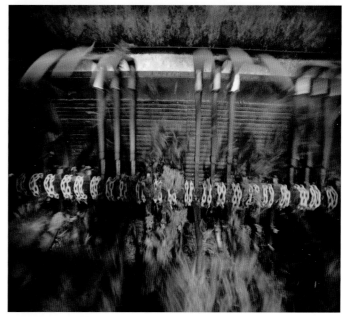

Möglichst schnell nach der Pflückung werden die Teeblätter zur Verarbeitung in die »Tea factory« gebracht, wo das Dämpfen, Trocknen und Rollen computergesteuert in der Nacht durchgeführt wird.

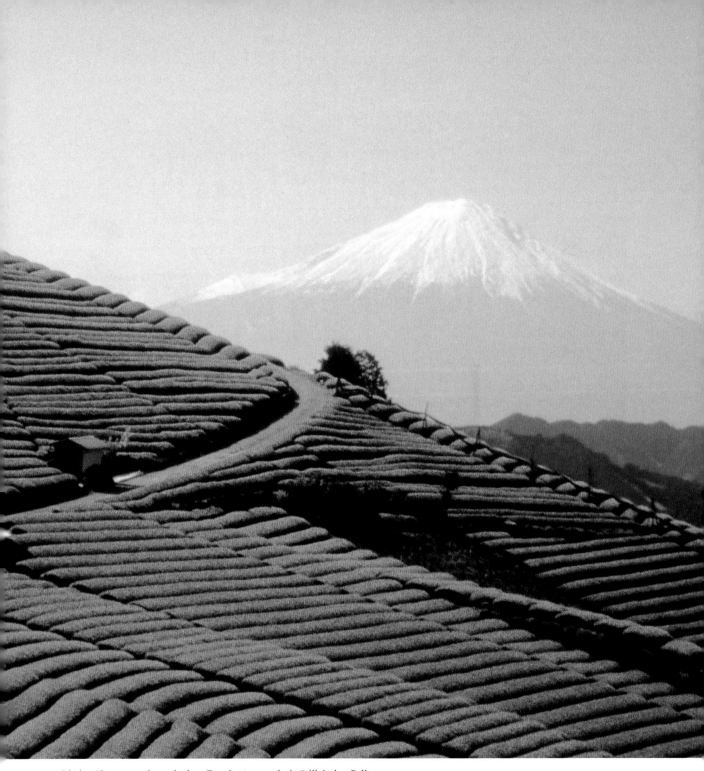

Die berühmtesten japanischen Teeplantagen sind südlich des Fujiyama
zwischen Shizuoka und Kyoto angelegt.

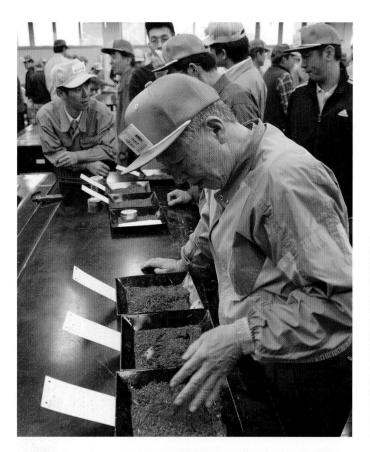

In der Hauptstadt Shizuoka ist morgens um fünf Uhr die Teebörse für die Händler geöffnet. Die Ernte des Vortages wird geprüft und versteigert.

Die verschiedenfarbigen Mützen zeigen, wer Produzent, Händler oder Börsenmakler ist.

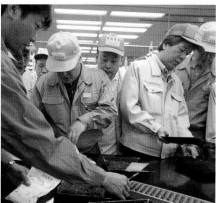

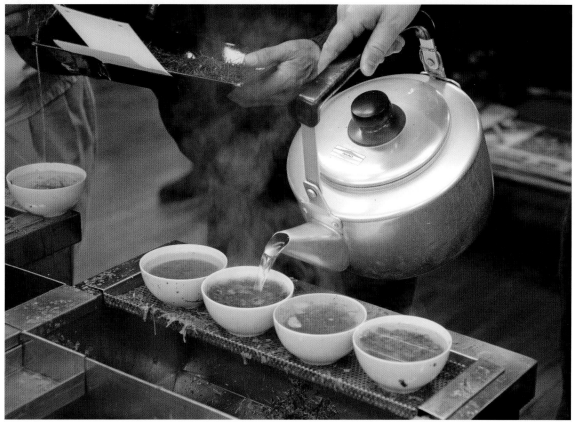

Prozesse der Grüntee-Verarbeitung

1 **Teefelder** Ab Ende April werden die Teeblätter von Hand oder maschinell gepflückt und sofort zur Verarbeitung gebracht.

▼

2 **Dämpfen (japanisches System)** Die Teeblätter gelangen über ein Förderband in die Dämpfanlage und werden anschließend abgekühlt und gelüftet.

▼

3 **Rollen oder Pfannen-Erhitzen (chinesisches System)** Die Maschine rollt und trocknet die Teeblätter.

▼

4 **Schleudern und Trocknen**

▼

5 **Nachrollen und Nachtrocknen** Zweites und letztes Rollen der Blätter. Anschließend Nachtrocknen.

▼

6 **Handelsform** Die Teeblätter haben jetzt ihre Handelsform.

Eventuelle zusätzliche Prozesse

7 **Spezialverarbeitung** Ziel: andere Blattformen, zum Beispiel durch Schneiden der Teeblätter.

▼

8 **Nachtrocknen oder Rösten** Von Spezial-Teesorten. Ziel: anderes Aroma.

▼

9 **Blending-Prozess** Mischen verschiedener Sorten. Gute Qualitäten werden selten gemischt, sondern erhalten den Namen der Plantage.

▼

10 **Verpacken** In Originalbeutel oder vakuumierte Säcke.

▼

11 **Transport**

▼

12 **Handel**

In Japan hat die maschinelle Teeherstellung eine sehr hohe Präzision erreicht und zwar von den Erntemethoden bis zu den Verarbeitungsfabriken, die meist als Kooperative im Besitz von mehreren Plantagenbesitzern betrieben werden. In der Regel wird die Ernte täglich über Nacht verarbeitet und spätestens morgens um fünf Uhr an eine der Teebörsen für die Teehändler gebracht.

»Degustation« an der Börse Diese Degustation des neuen Tees muss eher als Teeprüfung bezeichnet werden. Nach dem Begutachten des Aussehens und der Prüfung durch die Nase wird ein sehr konzentrierter Tee aufgegossen, der von den Händlern nur geschmacklich geprüft, jedoch (wie bei der klassischen Weindegustation) nicht geschluckt wird. Ein solch konzentrierter Aufguss ermöglicht den professionellen Prüfern und Händlern das Erkennen aller »Feinheiten« des Tees.

Zwischen dem Ernten und dem Verkauf des Tees an die Händler vergeht sehr wenig Zeit. Indem der Tee nicht unnötig lange der Luft ausgesetzt ist, wird eine hohe Qualität gewährleistet.

Die traditionelle manuelle Verarbeitung Nur noch wenige, sehr teure Teesorten werden von der Ernte bis zum Rollen in Handarbeit gepflegt. Diese Methode ist zu aufwendig, zu teuer, und die Anzahl der Spezialisten ist begrenzt – meist sind es pensionierte Plantagenbesitzer, die diese Kunst noch beherrschen. Die Handverarbeitung wird oft zu Demonstrationszwecken für interessierte Teeliebhaber oder in Schulungen vorgeführt. Dabei ist ersichtlich, wie wichtig in Japan auch das Aussehen des fertigen Tees gewertet wird. Als makellos gilt ein Tee erst dann, wenn jedes Blatt zu einer ästhetisch aussehenden Nadel gerollt wird. Das Rollen und gleichzeitige Trocknen des zuerst gedämpften und belüfteten Tees geschieht auf einem speziellen Tisch (Hoyro), der mit Gas erhitzt wird und dessen Tischplatte etwa 40 °C warm ist. Für das insgesamt vier bis fünf Stunden dauernde Verfahren beherrschen die Spezialisten fünf verschiedene »Handgriffe«. Leider ist diese Fertigkeit vom Aussterben bedroht, auch deshalb, weil Maschinen heute fast ebenso perfekte Arbeit leisten und die Handarbeit unbezahlbar geworden ist.

Die Tees nach Fermentationsgraden

Fermentationsgrad	Produktionsländer	Sortenbeispiele
Green Tea/Grüner Tee nicht fermentiert (oxidiert)	Japan	Sencha, Bancha, Gyokuro
	China (Hangzhon, Fujian)	Gunpowder, Long Ching
	Indonesien	Gunpowder
	Taiwan	Gunpowder
White Tea/Weißer Tee sehr leicht anfermentiert	China (Fujian)	Pai Mu Tan, Shou Mei
Yellow Tea/Gelber Tee schwach fermentiert	China (Hunan, Sichuan)	Jun Shan Yen Zhen
Oolong Tea/Oolong Tee halbfermentiert	China (Anxi, Wu, Yi) Guangdong	Shui Xian, Cinamon Floral
	Taiwan	Cui Yu
Dark Tea/Dunkler Tee stark fermentiert	China	Ro Po Tea, Qui Zi Cha Bing
	Indien (Darjeeling, Assam)	Darjeeling OP, Assam OP
Black Tea/Schwarztee ganz fermentiert	China (Quimen, Fujian)	Quimen Black Tea
	Indien (Assam)	Assam Black Tea
	Sri Lanka	Ceylon Black Tea
	Taiwan	Formosa Black Tea

Je stärker die Fermentation, desto geringer der gesundheitliche Wert des Tees. Weißer Tee und schwach beziehungsweise kurz fermentierter Tee enthalten immer noch unveränderte oder nur wenig veränderte Wirkstoffe, sodass sie als Grüntee-ähnlich bezeichnet werden können. Solche Tees eignen sich für Schwarzteeliebhaber als Abwechslung zum Grünen Tee oder auf dem Weg zum Grüntee-Liebhaber.

Inhaltsstoffe
aus wissenschaftlicher Sicht

Nachfolgend einige Hinweise zu den sogennanten sekundären Pflanzeninhaltsstoffe in Tee von dem Pharmakologen Dr. Matthias H. Kreuter (siehe auch Seite 77ff.):

Purinalkaloide   Der Gehalt von Purin, vor allem Koffein, früher auch Thein genannt, und in geringeren Mengen von Theobromin und Theophyllin ist in der Regel in Schwarztee etwas höher als in Grünem Tee.

Polyphenole   Während Grüner Tee durch Dämpfen und anschließendes Trocknen gewonnen wird, entsteht Schwarztee durch Fermentation. Es handelt sich dabei nicht um einen mikrobiellen Prozess, sondern um eine enzymatisch katalysierte Oxidation der gewelkten und geschnittenen Blätter bei hoher Luftfeuchtigkeit. Durch diese Fermentation, unter anderem durch die Bildung von oligomeren und polymeren Verbindungen, geht ein großer Teil der pharmakologisch interessanten Polyphenole verloren (siehe Seite 77ff.). So sind die in den frischen Teeblättern vorkommenden Catechine (Epicatechin, Epcatechingallat, Epigallocatechin, Epigallocatechingallat) in Grünem Tee noch weitgehend, in Schwarztee nur mehr in sehr geringen Mengen nachzuweisen. Neben den Catechinen enthält Schwarztee außerdem das Flavonolglycosid Quercetin sowie Kaffeesäure und Chlorogensäure.

Gerbstoffe   Theaflavine und insbesondere Thearubigene, die zum Teil während der Fermentation aus Catechinen entstehen, geben dem Schwarztee die Farbe und den Geschmack.

Aminosäuren   Grüner Tee und Schwarztee enthalten 1 bis 2 Prozent freie Aminosäuren, insbesondere das für *Camellia sinensis* typische, seltene Theanin.

Flüchtige Inhaltsstoffe   Außerdem wurde eine Vielzahl von flüchtigen Inhaltsstoffen, die für das Aroma von Grünem Tee und Schwarztee verantwortlich sind, entdeckt, aber erst zum Teil identifiziert.

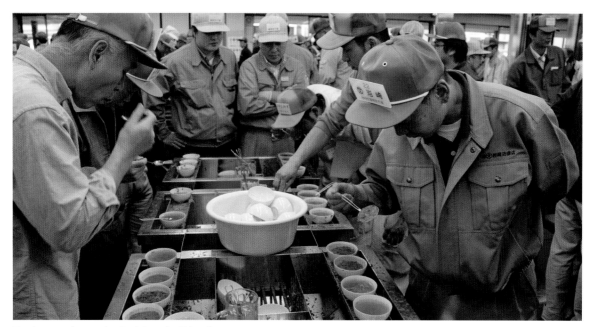
Teedegustation an der Teebörse in Shizuoka.

Spurenelemente   Die Teeblätter weisen große Mengen an Kalium auf; sie zählen zu den fluorreichsten Pflanzenprodukten. Außerdem enthalten sie noch Aluminium und Mangan.

Vitamine   Frische Teeblätter und Grüner Tee liefern Vitamin C; in Schwarztee kommt dieses Vitamin kaum vor. Ferner enthält das frische Teeblatt Thiamin (Vitamin B1), Riboflavin (Vitamin B2), Panthotensäure (Vitamin B6), Biotin (Vitamin B7), Folsäure (Vitamin B10) sowie die Vitamine E und K.

Wissenschaftliche Studien

Die Teepflanze *Camellia sinensis* und der Grüne Tee gehören zweifellos zu den in den letzten Jahrzehnten am meisten untersuchten Heilpflanzen. Die modernsten Studien stammen von Prof. Dr. med. Hirota Fujiki und Dr. rer. nat. Matthias H. Kreuter (siehe Seite 71ff.). Es gibt darüber hinaus viele weitere etwas ältere Ergebnisse, die bis heute Gültigkeit haben. Einige der bedeutendsten sind, in gekürzter Form zusammengefasst, die folgenden:

– Igro Dolov publizierte 1985 Untersuchungen verschiedener ehemals sowjetrussischer Institute (Physiologisches Institut Kiew, Biochemisches Institut der Wissenschaftlichen Akademie von Moskau), die besagten, dass Grüner Tee die Heilung bei Strahlenschäden fördert. Tierversuche und klinische Versuche an Menschen deuten auf heilende Wirkungen bei chronischer Hepatitis (Gelbsucht), Nephritis (Nierenentzündung) und Dysenterie (Durchfall/Ruhr) hin.

– Das Medical College von Kalkutta veröffentlichte 1976 eine ausführliche Studie mit folgenden Ergebnissen: Grüner Tee senkt den Cholesterinspiegel und wirkt dem Auftreten von Herzinfarkten entgegen.

– Prof. Takuo Okada von der Okayama-Universität in Japan fand heraus, dass Grüner Tee ideale natürliche Verbindungen von Zink und Kupfer enthält. Da Zink besonders für Schwangere eines der wichtigsten Spurenelemente ist, die der Körper in dieser Zeit braucht, ist Grüntee für die werdende Mutter ein ideales Getränk.

– Prof. em. Dr. Masao Onishi vom Institut für Medizin und Zahnheilkunde an der Universität Tokio, Japan, kam zum dem Schluss, dass eine Tasse Grüner Tee pro Tag genügen würde, um die Karies bei Schulkindern um die Hälfte zu reduzieren. Schon das Ausspülen des Mundes mit Grünem Tee nach den Mahlzeiten ist eine wirksame Methode, Karies zu verhindern. Das natürliche Fluor im Grünen Tee ist sehr wirksam. Dazu sind auch weitere antibakterielle Verbindungen gegen Streptococcus mutans, das Kariesbakterium, wirksam.

– Eine Forschergruppe von der Universität Kairo, Ägypten, bestätigte, dass Grüner Tee die Wirksamkeit von Antibiotika in hohem Maß erhöht.

– Studien von Dr. Meuro, Tohoku-Universität, Dr. Fukui, Japanische Medizin-Akademie, und Dr. Aoki, Universität Nagoya, ergaben, dass Grüner Tee ein Enzym enthält, das den Auslösemechanismus von hohem Blutdruck im Körper beeinflusst. Grüner Tee hilft bei der Umwandlung von Cholesterin und ist damit auch eine Prophylaxe gegen Arteriosklerose. Dr. Aoki behauptet sogar, dass regelmäßiges Trinken von Grünem Tee dem Auftreten von Hirnschlag sowie verschiedenen Herz- und Alterskrankheiten vorbeugt.

– Dr. med. Eiichi Hayashi von der Hamamatsu-Universität Shizuoka, Japan, konnte nach jahrelangen Studien und Versuchen nachweisen, dass die in Grünem Tee enthaltenen Tanninverbindungen eine chemische Verbindung mit Strontium 90 eingehen. Die Einnahme von Grüntee-Tannin verhindert somit die Aufnahme von Strontium 90, wie es beispielsweise bei AKW-Unfällen freigesetzt wird, und das bis zu 30 Prozent. Denn diese Menge wird vom Körper, zusammen mit dem Tannin des Grünen Tees, wieder ausgeschieden.

– In der Schweiz durchgeführte Tests (teils mit Beteiligung des Autors) bestätigen: Grüner Tee erhöhte die geistige Konzentration bei Piloten und Lokomotivführern. Bei Lerngruppen von Erwachsenen nahm die Lernfähigkeit zu, und die Konzentration konnte gesteigert werden. Bei Sportgruppen wie Radfahrern und Bergsteigern konnte nicht nur die Leistung, sondern auch die Motivation zur Erreichung des Ziels verbessert werden. Bei Golfern konnte der sonst üblicherweise auftretende Leistungsabfall nach neun Löchern im Spiel nicht nachgewiesen werden.

Inzwischen befassen sich auch namhafte westliche Institute und Universitäten in Europa, den USA und in Australien mit dem Grünen Tee und seinen klinischen Anwendungen.

Die wissenschaftliche Forschung

Herzkrankheiten
Erkrankungshäufigkeiten
pro 1000 Testpersonen

Diabetes
Erkrankungshäufigkeit
pro 1000 Testpersonen

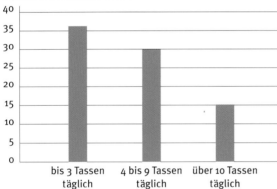

Japanische Teetassen-Größe

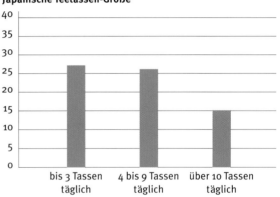

Japanische Teetassen-Größe

Zwei Wissenschaftler, die sich intensiv mit dem Thema Grüner Tee befasst haben, zu den bedeutendsten Forschern unserer Zeit auf diesem Gebiet gehören und sich in ihrer Arbeit wunderbar ergänzen, sind Prof. Dr. med. Hirota Fujiki aus Japan und Dr. rer. nat. Matthias H. Kreuter aus der Schweiz. Freundlicherweise haben sie die (teilweise leicht gekürzte) Wiedergabe ausgewählter Publikationen und Vorträge in diesem Buch erlaubt.

Der japanische Mediziner und Molekularbiologe Dr. med. Hirota Fujiki arbeitete mehrere Jahre am Max-Planck-Institut für Biochemie in München, war dann nach seiner Rückkehr nach Japan Direktor des japanischen Krebsforschungs-Instituts in Saitama und ist nun Professor und Rektor der Tokushima-Bunri-Universität auf der Insel Shikoku, Japan.

Nachfolgend sein Vortrag (leicht gekürzt), gehalten am 2. Mai 2009, Monte Verità:

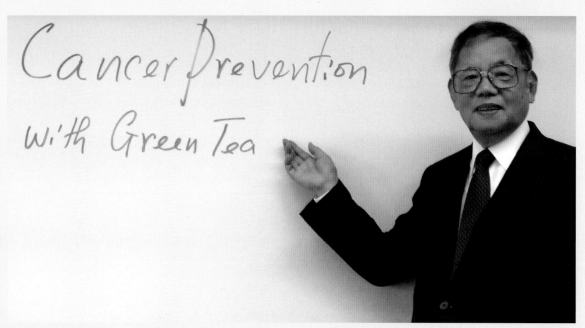

Prof. Dr. Hirota Fujiki.

**Krebsprävention durch Grünen Tee beim
Menschen – von der Grundlagenforschung
bis zum neuesten klinischen Ergebnis**

1995 hatte ich die glückliche Gelegenheit, im
Südwestdeutschen Fernsehen einen Vortrag über
Inhaltsstoffe des Grünen Tees als Beispiel für
Krebsprävention beim Menschen zu halten.
Herr Oppliger sah meinen Vortrag im Fernsehen.
Dies weckte sein Interesse für unsere Forschung
über Grünen Tee und war der entscheidende
Anlass für unsere Zusammenarbeit. Seither haben
wir viele neue Resultate gewonnen. Heute möchte
ich über den wissenschaftlichen Verlauf, von
der Grundlagenforschung bis zum neuesten kli-
nischen Ergebnis, sprechen. Dazu werde ich über
den Hauptwirkstoff des Grünen Tees, (-)-Epigal-
locatechingallat, abgekürzt EGCG, und über den
Tee-Extrakt als krebspräventive Stoffe berichten.
Anschließend werde ich auf die wichtigsten
Resultate der Krebsprävention des Grünen Tees
beim Menschen eingehen.

Dr. Michael Sporn, ein weltbekannter Wissenschaftler, der lange Jahre am National Cancer Institute
in den USA tätig war, führte 1976 den Begriff
»Cancer Chemoprevention« ein und definierte ihn
als Prävention des Auftretens von Krebs durch
Gabe von einem oder mehreren Stoffen. Obwohl
dieses Konzept eine ausgezeichnete Idee ist,
finde ich, dass es eine sehr schwierige Aufgabe ist,
die richtigen Stoffe zu finden. 1983 wurden
wir am Nationalen Krebsforschungsinstitut in Tokio
von den japanischen Ministerien beauftragt,
uns in Japan mit der Forschung der Krebsprävention zu beschäftigen. Damals nahm ich mir vor,
das krebspräventive Mittel im japanischen Umfeld
zu finden. Dank Professor Takuo Okuda von der
Universität Okayama war ich auf die (-)-Epigallo-
catechingallate, abgekürzt EGCG, als Mittel zur
Krebsprävention gekommen, die den Hauptbe-
standteil des japanischen Grünen Tees darstellen.

Zuerst werde ich kurz über das alltägliche Teetrinken in Japan berichten. Gewöhnlich trinken Japaner

Tee zum wie auch nach dem Essen, das heißt, den ganzen Tag. Deshalb nehmen Japaner über den Tag verteilt große Mengen Tee auf. Wenn man in Japan von Tee spricht, ist wissenschaftlich der Extrakt aus Teeblättern des Grünen Tees gemeint, der mit warmem Wasser extrahiert wurde und viele verschiedene Substanzen enthält. Wir nennen diese Substanzen Teecatechine (Epigallocatechin, Epicatechin, (-)-Epigallocatechingallat sowie Koffein u.v.m.).

Mit Tierversuchen an Mäusen konnte eindeutig festgestellt werden, dass EGCG Tumorpromotoren auf der Haut hemmt und die Karzinogenese im Verdauungssystem sowie in verschiedenen Organen verhindert sowie bestehende Tumore im Darm heilt. Ebenso konnte mit umfassenden Versuchen an Mäusen der Wirkungsmechanismus von EGCG festgestellt werden.

Weitere Versuche zeigten die krebspräventive Wirkung von EGCG und des Grüntee-Extrakts im Trinkwasser. Es wurde ein starker präventiver Effekt gegen die Karzinogenese in folgenden Organen gezeigt: Speiseröhre, Magen, Zwölffingerdarm, Dickdarm, Lunge, Leber, Pankreas, Brust, Harnblase, Prostata und auch der Haut. Das bedeutet, dass Grüner Tee dem Krebsauftreten in verschiedenen Organen vorbeugte. Weiter war EGCG im Trinkwasser gegen Lungenmetastasen der Mäusemelanomzellen wirksam.

Zu erwähnen ist auch, dass der Extrakt des Grünen Tees das Wachstum der Zellen genauso stark hemmte wie die Gabe von EGCG und ECG. Das bedeutet, dass man durch den Grünen Tee allein genügend Präventionseffekt erhalten kann.

Folgende Eigenschaften von EGCG und Grüntee-Extrakt werden als wichtig für ein Mittel zur Krebsprävention betrachtet:
1. EGCG und Grüntee-Extrakt haben keine toxischen Nebenwirkungen.
2. Beide Substanzen wirken bei einer großen Bandbreite von Zielorganen.
3. Sie hemmen das Wachstum von Krebszellen.
4. Im Fall von B16-Melanomzellen konnten sie sogar das Wachstum von Lungenmetastasen hemmen.

Der Grüne Tee hemmte nachweislich deutlich das Auftreten von Krebs und das Wachstum von Krebszellen. Wir haben diese Resultate im Jahr 1987 in der englischen Zeitschrift »Phytotherapy Research« veröffentlicht. Das war weltweit der erste Bericht über die krebspräventive Wirkung von EGCG.

Im August 1991 wurde ich vom Chemischen Kongress Nordamerikas eingeladen, um einen Vortrag zu halten und zusammen mit zwei amerikanischen Wissenschaftlern eine Pressekonferenz zu geben. Damals sagte ich der Presse Folgendes: Wir Japaner trinken jeden Tag Grünen Tee, und ich glaube, dass Grüner Tee unter den verschiedenen Methoden das beste Präventionsmittel sein könnte. Seitdem sind schon 18 Jahre vergangen, und es gibt viele neue Resultate.

Nachdem immer mehr Nachweise der krebspräventiven Wirkung des Grünen Tees erbracht worden waren, haben wir uns gefragt, ob diese krebspräventive Wirkung auch beim Menschen nachgewiesen werden könnte. Dazu wurden folgende Versuche angestellt: Im Jahr 1986 haben meine Kollegen 8552 Personen, die über vierzig Jahre alt waren, untersucht. Sie stellten anhand eines Fragebogens 90 Fragen über deren Lebensgewohnheiten. Eine der Fragen lautete: »Wie viele Tassen Grünen Tee trinken Sie pro Tag?« Bei der Auswertung der Folgeuntersuchungen 1998 ergaben sich erstaunliche Resultate. Innerhalb von zehn Jahren entwickelten von den 8552 Personen 244 Männer und 175 Frauen Krebs. Zunächst wurden die 419 Krebspatienten nach zwei Parametern analysiert: durchschnittliches Lebensalter beim Auftreten des Krebses und Menge des täglichen Teekonsums, aufgeteilt in die drei Gruppen: weniger als 3 Tassen pro Tag, 4 bis 9 Tassen und mehr als 10 Tassen pro Tag.

Es war sehr interessant zu erfahren, dass bei den Personen mit einem Teekonsum über 10 Tassen pro Tag die Frauen 7,3 Jahre später und die Männer 3,2 Jahre später Krebs entwickelten als die Personen mit einem Teekonsum unter 3 Tassen pro Tag. Das bedeutet, dass das Teetrinken tatsächlich das Krebsauftreten verlangsamt. Das heißt in anderen Worten, dass die krebspräventive Wirkung des Grünen Tees beim Menschen nachgewiesen werden konnte. Es ist also erwiesen, dass der Teekonsum von mehr als 10 Tassen pro Tag das relative Risiko der Krebsentstehung deutlicher reduziert als der Teekonsum von 4 bis 9 Tassen beziehungsweise unter 3 Tassen pro Tag. Das betrifft ausgewählte Krebserkrankungen, wie die Karzinome der Lunge, des Kolorektums, der Leber und des Magens. Viel Tee trinken verlangsamt also das Krebsauftreten effektiv.

Dr. Ernst Wynder, ein weltberühmter amerikanischer Epidemiologe, studierte die Beziehung zwischen den Auftrittsraten der Lungenkarzinome von amerikanischen und japanischen Rauchern.

Obwohl der tägliche Zigarettenkonsum bei Amerikanern und Japanern fast gleich hoch ist, starben etwa doppelt so viele Amerikaner an Lungenkarzinomen. Dr. Wynder studierte den Grund dieses Unterschiedes und erklärte, dass der Unterschied wahrscheinlich an der Menge des Teekonsums liege. Japanische Raucher konsumieren etwa die dreifache Menge an Tee, besonders an Grünem Tee, als amerikanische Raucher. Es ist bekannt, dass Grüner Tee eine effektivere krebspräventive Wirkung als schwarzer Tee besitzt.

In zwei internationalen Zeitschriften, unter anderem in der Septemberausgabe von »Cancer Research« des Jahres 1998, wurde festgehalten, dass die molekulare Carcinogenese zeigt, dass EGCG im Tee die Aktivität der P38-Protein-Kinase hemmt und dadurch die Prävention des Hautkrebses erreicht wird. Das heißt in anderen Worten, dass unsere eigenen Forschungsergebnisse tatsächlich weltweit anerkannt wurden.

Der krebspräventive Effekt des Grünen Tees ist in verschiedenen Organen nachgewiesen. Wir können vermuten, dass EGCG im Verdauungstrakt leicht resorbiert und durch den Blutkreislauf aufgenommen wird.

Weitere Versuche mit Mäusen und radioaktiv markierten EGCG-Gaben wurden unternommen. Mit meiner Mitarbeiterin Masami Suganuma konnten wir im sogenannten Fujiki-Suganuma-Effekt beweisen, dass, auf den Menschen übertragen, eine vielfach höhere Konzentration an EGCG in den Zielorganen erreicht wird, je mehr Grünen Tee man trinkt.

Wie anfangs erwähnt, enthält der Grüntee-Extrakt viele verschiedene Tee-Catechine. Außer Grünem Tee gibt es Schwarztee, den viele Europäer jeden Tag trinken. Achtzig Prozent des Teekonsums weltweit entfallen auf Schwarztee und fünfzehn Prozent auf Grünen Tee. Sie werden sich nun fragen, ob auch schwarzer Tee dieselben Eigenschaften wie der Grüne Tee besitzt. Schwarztee enthält leider nur wenig Tee-Catechine und ein bisschen Theaflavin, ein Polymer der Tee-Catechine. Darum wirkt Schwarztee weniger krebspräventiv als der Grüne Tee.

Sencha ist der populärste Tee in Japan, hergestellt aus mittelgroßen Blättern. Dieser eignet sich am besten zu therapeutischen Zwecken.

Wie schon erwähnt, sind 10 Tassen (japanische Tassengröße!) Tee pro Tag die erforderliche Menge für eine ideale Krebsprävention; dies entspricht zirka 2,5 Gramm Extrakt von Grünem Tee. Da nicht alle Personen gerne 10 Tassen Tee pro Tag trinken, haben wir zusammen mit dem Tee-Institut von Saitana Tabletten aus Grüntee-Extrakt entwickelt. Diese Tabletten sind absolut frei von Pestiziden und dienen als Ergänzung zum Trinken von Grüntee. Eine Tablette entspricht der Einnahme von einer Tasse Sencha-Grüntee. Diese Tabletten unter dem Namen »G.T.E.« wurden inzwischen klinisch an über hundert Personen getestet und haben sich bestens bewährt; sie sind in Europa über die Casa del Tè, P. Oppliger AG, Schweiz erhältlich.

Prostata

Die Wahrscheinlichkeit einer Prostata-Hypertrophie steigt mit zunehmendem Lebensalter, weil die Steigerung des Testosteronspiegels für das Wachstum der Prostatazellen verantwortlich ist. Gepaart mit kleinen Entzündungen kann das häufig zu Krebs führen. Deshalb ist es notwendig, die Prävention des Prostatakrebses einzuführen.

Klinische Tests haben gezeigt, dass von 30 Prostatakrebs-Risikopatienten 9 Personen tatsächlich an Krebs erkranken, das sind fast 30 Prozent. Bei Applikation des Grüntee-Extraktes wurde nur ein Prostatakrebsfall unter 30 Personen diagnostiziert, das heißt nur 3 Prozent. Dieser klinische Versuch hat gezeigt, dass durch den Extrakt des Grünen Tees die Prävention des Prostatakrebses bei 90 Prozent der Risikopatienten erreicht werden kann.

Leukoplakia

Die oft schmerzhafte Erkrankung Leukoplakia, die sich in weißen Flecken auf der Mundschleimhaut äußert, stellt einen präkanzerösen Zustand dar. Ein japanischer Arzt setzte dagegen eine Salbe aus Grünem Tee ein, dreimal täglich über 12 Wochen angewendet. Von 10 Patienten war bei 6 Personen eine Heilwirkung zu beobachten.

Dickdarm-Polypen

Polypen an der Dickdarmwand kommen relativ häufig vor; sie können auch den präkanzerösen Zustand des Darmkrebses darstellen. Auch bei Patienten, bei denen in der Klinik die Polypen entfernt wurden (Polypektomie), können diese wieder nachwachsen. Wir nennen dies ein Rezidiv.

Um ein Rezidiv zu vermeiden, haben wir den Patienten Grüntee-Extrakt verabreicht. Zunächst wurden die Polypen bei allen Patienten entfernt und der weitere Verlauf 12 Monate lang beobachtet; in diesem Zeitraum treten kaum Rezidive auf. Nach einem Jahr wurden die Patienten ohne Polypen in zwei Gruppen eingeteilt: 65 Patienten in der Kontrollgruppe und 60 Patienten in der Grüntee-Gruppe. Die Grüntee-Gruppe erhielt 10 Tassen Tee pro Tag mit einer individuellen zusätzlichen Gabe von täglich 3 bis 5 Grüntee-Tabletten. In der Kontrollgruppe ohne Tee-Einnahme traten bei 31 Prozent der Patienten innerhalb eines Jahres wieder Polypen auf. Aus der Tee-Gruppe hatten nur 15 Prozent der Patienten ein Rezidiv bekommen. Das bedeutet, dass bei 50 Prozent der Patienten durch den Grüntee-Extrakt ein Rezidiv der Polypen verhindert werden konnte. Die Resultate wurden letztes Jahr in einer amerikanischen Zeitschrift veröffentlicht, und in allen großen Zeitungen Japans wurde darüber berichtet.

Krebsprävention durch Grünen Tee

Es gibt also zwei Stufen der Krebsprävention durch Grünen Tee. Die erste Stufe ist Krebsprävention für alle Menschen, und die zweite Stufe ist Krebsprävention für Krebspatienten. Trotz ärztlicher Behandlung oder Operationen treten bei Krebspatienten sehr häufig Rezidive und Metastasen auf. Hier wirkt der Tee als Prävention in der zweiten Stufe nach der Operation oder Behandlung der Patienten. Das heißt, der Grüne Tee wirkt sich im gesamten Verlauf der Krebserkrankung gesundheitlich günstig aus.

Es sei hier also nochmals kurz zusammengefasst: Das Trinken von 10 Tassen Grünen Tees pro Tag ist eine effektive Methode der Krebsprävention beim Menschen. Die Einnahme dieser Menge an Grünem Tee beziehungsweise ihre Supplementierung durch Tabletten kann das Krebsauftreten verlangsamen.

Im Jahr 1987 veröffentlichte ich die ersten Studienresultate über EGCG. Zurzeit steigt die Zahl der Publikationen rasant, das heißt, dass man in Fachkreisen dem krebspräventiven Effekt des Grünen Tees weltweit Vertrauen entgegenbringt.

Nun noch eine Legende vom Zen-Priester Eisai

Eisai studierte im 12. Jahrhundert in China Zen-Buddhismus. Als er nach vierjährigem Aufenthalt nach Japan zurückkehrte, brachte er einige Samen der Teepflanze, *Camellia sinensis,* mit, um sie als Heilmittel zu nutzen. Eisai baute einen Zen-Tempel in der Stadt Fukuoka, wo ich geboren bin. Entlang des Weges zum Tempel wurde Tee gepflanzt. Als der dritte Herrscher in Japan, der sogenannte Shogun, krank geworden war, schenkte Eisai ihm Grünen Tee und ein Buch mit dem Titel »Kitsusa Youjouki«, zu Deutsch »Gesund durch Grünen Tee«, das er im Alter von 71 Jahren verfasst hatte. Bald darauf besserte sich der Gesundheitszustand des Shoguns. Das war der erste Beleg der Heilwirkung des Grünen Tees in Japan – und dies bereits vor achthundert Jahren.

Durch diesen Heilerfolg wurde das Buch sehr berühmt, besonders der erste Satz, der auf Deutsch übersetzt lautet: »Der Grüne Tee ist ein wunderbares Mittel für die Gesundheit des Menschen, und diesen Tee zu trinken ist ein ausgezeichneter Weg, ein hohes Lebensalter zu erreichen und die Gesundheit zu erhalten.«

Ich wünsche Ihnen, dass Sie durch Grünen Tee gesund bleiben und lange leben.

Prof. Dr. H. Fujiki

Als Ergänzung der Forschungsresultate von Prof. Dr. H. Fujiki ist es interessant, im Vergleich die folgende Arbeit von zwei europäischen Wissenschaftlern zu kennen.

Dr. rer. nat. Matthias H. Kreuter leitet als Director and Chief Scientific Officer das Alpinia Landanum Institute of Phytopharmaceutical Sciences AG in Walenstadt in der Schweiz. Er ist Autor von 25 weltweit erteilten Patenten im Bereich der Pflanzenextraktion und vielen Publikationen. Im gleichen Institut ist sein Mitarbeiter Dr. rer. nat. Marco I. Netsch als Senior Pharmacologist und Deputy Chief Scientific Officer tätig. Seine Doktorarbeit behandelt die Wirkung eines Grüntee-Spezialextraktes auf die metabolischen Enzyme.

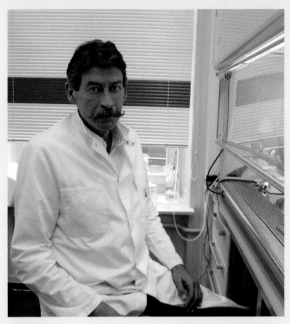

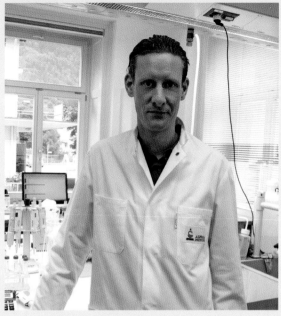

Dr. Matthias H. Kreuter

Dr. Marco I. Netsch

Die Teepflanze und ihre Wirkstoffe

Neben Wasser ist der Grüne Tee eines der am meisten konsumierten Getränke weltweit. In den vergangenen Jahren haben Wissenschaftler die nutzbringenden Eigenschaften des Grünen Tees und seiner Inhaltsstoffe bei der Behandlung und Prävention verschiedener sogenannter Lifestyle-Krankheiten untersucht. Die Hauptgründe für das gestiegene wissenschaftliche Interesse am Grünen Tee sind verschiedene epidemiologische Beobachtungen von signifikant reduziertem Vorkommen verschiedener Krebsarten und kardio-vaskulärer Beschwerden in Bevölkerungs-gruppen, die ein hoher Konsum von Grünem Tee auszeichnet.

In der Vergangenheit war der Grüne Tee in verschie-denen nationalen Arzneibüchern, wie dem Portu-giesischen (Ph. Port. IV), dem Französischen (Ph. Franç. VIII-X), dem Britischen (BP 1968) sowie dem Schweizer Arzneibuch (Ph. Helv. V) aufgeführt. Im Gegensatz zur heutigen Situation, in der Grüner Tee nicht im Europäischen Arzneibuch (Ph. Eur.) gelistet ist, besaß der Grüne Tee früher einen offiziellen medizinischen Status. Davon unabhängig werden, basierend auf dem Französischen Arznei-buch und dem Französischen Amtsblatt für Arzneimittelzulassung von pflanzlichen Präpara-ten, pharmazeutische Präparate des Grünen Tees in Frankreich von den Zulassungsbehörden bewilligt. Oben erwähntes Amtsblatt führte einige traditionelle medizinische Anwendungsbereiche auf: für die orale Verabreichung zur Förderung der Diurese, zur Behandlung von leichter Diarrhöe, um Müdigkeitserscheinungen entgegenzutreten sowie als Nahrungsergänzungsmittel zur Gewichts-reduktion; für die äußerliche Anwendung zur Beruhigung von Juckreizen bei Hautbeschwerden und zur Behandlung von Rissen, Abschürfungen und Insektenbissen.

Die Zusammensetzung der Inhaltsstoffe einer Grüntee-Infusion ist stark abhängig von der Quali-tät und Menge der verwendeten Teeblätter, der Auszugszeit und der Qualität des verwendeten

Wassers. Daher kann die Zusammensetzung einer großen Variation innerhalb eines gewissen Bereichs ausgesetzt sein. Die traditionelle Zubereitung von Grünem Tee beinhaltet ein breites Spektrum der Inhaltsstoffe des Grüntee-Blattes. Im Allgemeinen enthalten die Blätter des Grünen Tees ungefähr 30 Gewichtsprozente an Polyphenolen (Catechine). Die Mehrheit der Catechine sind Epigallocatechin-3-gallat (EGCG), (-)-Epigallocatechin (EGC), (-)-Epicatechin (EC) und (-)-Epicatechin-3-gallat (ECG), die mehr als 60 Prozent der Gesamtcatechine ausmachen. Andere Grüntee-Inhaltsstoffe sind die Flavonole (Quercetin, Kämpferol und Rutin), Koffein, Theanin, phenolische Säuren sowie aromatische Komponenten wie (Z)-3-Hexenole und seine Ester. Erwähnt sei die Besonderheit der Aminosäure Theanin (γ-Glutamylethylamid), die nur im Teeblatt vorkommt. Aufgrund einer potenziellen Bindung von Theanin an Glutamat-Rezeptoren im Gehirn, die den Hauptneurotransmitter Glutamat in Säugern binden, könnte Theanin möglicherweise das Lern- und Erinnerungsvermögen verbessern. Es wurde auch eine teilweise antagonistische Wirkung zu Koffein in der Literatur beschrieben, was auf eine ausgleichende Wirkung des Grünen Tees hinweist. Die Inhaltsstoffe des Grünen Tees unterscheiden sich von denen anderer Tees, wie schwarzer Tee oder Oolong-Tee, obwohl das Ausgangsmaterial bei allen die Blätter der Teepflanze *Camellia sinensis* und seiner Varietäten ist. Die Gründe liegen in den verschiedenen Herstellprozessen.

Welche physiologischen Wirkungen dürfen durch den Genuss von Grünem Tee erwartet werden?

Krebserkrankungen sind einige der meist verbreiteten Todesursachen in den industrialisierten Ländern. Daher haben epidemiologische Befunde eines signifikant reduzierten Auftretens verschiedener Krebserkrankungen in Populationen mit hohem und häufigem Konsum von Grünem Tee denselben als potenziellen Kandidaten der Krebsprävention und -behandlung in den Blickwinkel gerückt. Heilsame Wirkungen des Grünen Tees wurden auch bei durch chronische Entzündungszustände verursachten Krankheiten beschrieben. Hierzu gehören, neben den Krebserkrankungen, schwerwiegende Erkrankungen wie Herz-Kreislauf-Krankheiten, rheumatoide Arthritis und Gastritis. Ähnlich wie bei den Krebserkrankungen beschreiben verschiedene epidemiologische und klinische Studien einen positiven Nutzen der Grüntee-Aufnahme auf den Verlauf von Herz-Kreislauf-Krankheiten. Es muss jedoch darauf hingewiesen werden, dass zum jetzigen Zeitpunkt die Datenlage der epidemiologischen und klinischen Studien noch nicht ausreichend ist, um die Relevanz des Grünen Tees zur Behandlung oder Prävention als zweifelsfrei gesichert anzusehen.

Verschiedene Wirkmechanismen des Grünen Tees wurden in den letzten Jahren untersucht. Aufgrund der hohen Übergangsrate in den Teeaufguss, der guten Bioverfügbarkeit sowie der starken antioxidativen Aktivität wurde das Hauptaugenmerk der Forschung auf die Catechine gelegt. Da Oxidanzien die Zellteilung anregen sowie als Mutagen wirken können, wird das antioxidative Potenzial des Grünen Tees als ein wichtiger Schutzmechanismus erachtet. Problematisch ist aber bei vielen In-vitro-Untersuchungen, dass Konzentrationen an Grünem Tee oder dessen Inhaltsstoffen verwendet wurden, die die erreichbaren Blutplasmakonzentrationen stark überschreiten. Daher bleibt die Frage, ob der antioxidativen Aktivität des Grünen Tees in vivo eine übergeordnete Rolle zugeschrieben werden kann, offen. Es konnte jedoch in einer klinischen Studie an gesunden Probanden gezeigt werden, dass Grüntee-Catechine einen oxidativen Marker im Plasma um 18 Prozent senken konnten. Zwei weitere Studien an Rauchern beschreiben eine Abnahme eines Oxidationsmarkers im Urin nach der Einnahme von entkoffeiniertem Grünem Tee. Interessanterweise konnte in vitro und in vivo auch gezeigt werden, dass Grüner Tee die zelleigenen antioxidativen Verteidigungsmechanismen verstärken könnte.

Als weitere Wirkmechanismen des Grünen Tees gegen Krebserkrankungen wurde die Hemmung der Bildung von neuen Blutgefäßen (Angiogenese) beschrieben, wodurch der Tumor sozusagen ausgehungert wird. Die Angiogenese ist für das Tumorwachstum essenziell, um bei zunehmendem Durchmesser eine Nährstoffversorgung der im Zentrum des Tumors liegenden Zellen zu gewährleisten. Die oben erwähnte Angiogenese-Hemmung durch Grünen Tee könnte auf der Hemmung von Angiogenese-Aktivatoren wie Angiogenin oder VEGF (»vascular endothelial growth factor«, auf Deutsch »Gefäßbildungs-Faktor«) beruhen. Weiterhin könnte auch die Hemmung von Proteasen (Eiweiße spaltende Enzyme) wie den Matrixmetalloproteinasen von Bedeutung sein, die benötigt werden, um die die Zellen umgebende Matrix/Gewebe abzubauen. Auch die hemmende Wirkung von Grünem Tee auf die Krebszellteilung könnte eine wichtige Rolle spielen. Eine erhöhte Bildung der Tumor-Unterdrückungs-Eiweiße p21 und p27, die einen Stopp des Zellteilungszyklus bewirken, konnte für den Grüntee-Inhaltsstoff EGCG gezeigt werden. Entsprechend wurde in einem dreidimensionalen Tumormodell eine Verminderung des Tumordurchmessers durch Grünen Tee gefunden. Im gleichen Experiment konnte auch eine Abnahme der Dicke der außen liegenden, sich teilenden Zellschichten beobachtet werden.

Aufgrund vieler sich überlappender Bereiche in der Entstehung von Krebs und von Entzündungszuständen spielen einige oben aufgeführte Wirkmechanismen auch bei der Hemmung von chronischen Entzündungen vermutlich eine wichtige Rolle. Hierzu seien besonders die Hemmung der Proteasen sowie die antioxidative Aktivität erwähnt. Beispielsweise könnte der Grüne Tee vor Arteriosklerose schützen, indem die Peroxidation von Fetten durch die Grüntee-eigene Radikalfänger-Eigenschaft (antioxidative Aktivität) verhindert wird. Neben der Fett-Peroxidation spielen freigesetzte Proteasen wie die Matrixmetalloproteinasen auch eine wichtige Rolle in der Thrombose-Entstehung. Eine weitere durch Grüntee gehemmte Protease, die bei Entzündungen eine maßgebliche Rolle spielt, ist die humane Leukozytenelastase. Diese ist in der Entwicklung verschiedener Entzündungskrankheiten wie Gastritis, rheumatoide Arthritis und entzündlichen Atemwegserkrankungen wie Asthma und zystische Fibrose involviert.

Zusammenfassend kann gesagt werden, dass die experimentellen und epidemiologischen Daten stark auf eine positive Wirkung des Grünen Tees zur Vorbeugung von Krebs- und Herz-Kreislauf-Erkrankungen hinweisen. Neben den Polyphenolen (Catechinen) üben auch andere Grüntee-Inhaltsstoffe eine heilsame Wirkung aus, weshalb das Gesamtsystem »Grüner Tee« den einzelnen Inhaltsstoffen vorzuziehen ist. Die bisherigen Befunde im Tiermodell sowie in der Zellkultur lassen vielversprechende Erkenntnisse und Anwendungen bei weiteren Studien erwarten.

Dr. Matthias H. Kreuter und
Dr. Marco I. Netsch

Schlussgedanken

In gewissen Kreisen der Wissenschaft, die sich mit dem betreffenden Gebiet jedoch nicht näher befasst haben, wird zuweilen die Seriosität und Gültigkeit dieser Forschungsergebnisse und der Phytotherapie insgesamt in Zweifel gezogen. Allfällige kritische Stimmen seien auf die vorangehend dargestellten, gründlich belegten Ausführungen verwiesen.

Schließlich gilt nicht zuletzt auch hier das bekannte Diktum: »Die Wissenschaft kann die Erfahrung nicht ersetzen.«

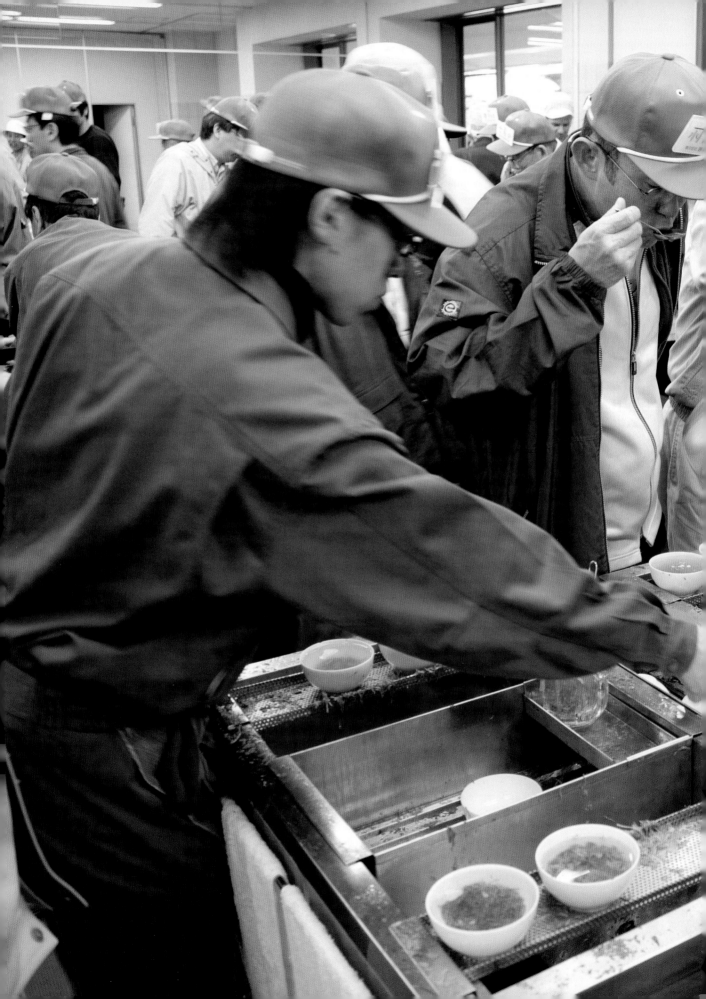

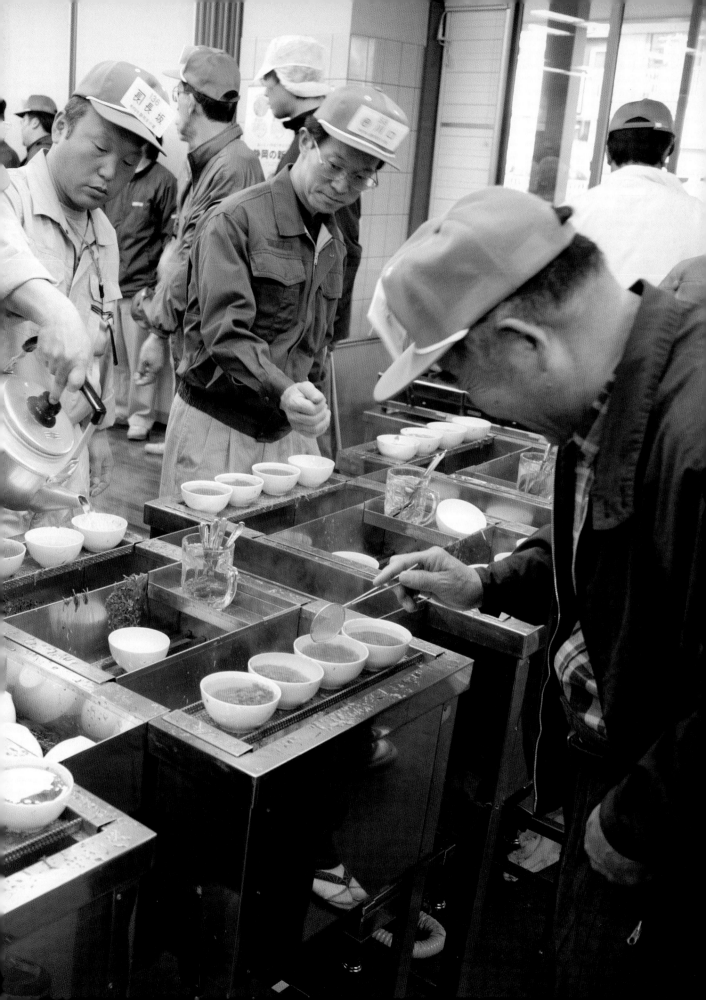

Die gesundheitlichen Vorteile von Grünem Tee

Der holländische Arzt Nicolas Diveks (1593–1674) würdigte den Tee in seinem Buch »Die Arznei« mit den folgenden Worten: »Nichts kann den Tee überbieten. Teetrinken hält den Menschen fern von allen möglichen Krankheiten und fördert ein langes Leben. Tee gibt Energie, und für solche, die spät nachts studieren oder arbeiten, ist er sehr hilfreich. Es ist völlig richtig, jeden Tag zwölf Tassen Tee zu trinken.« Dieses Lob auf den Tee könnte man mit vielen ähnlichen Zitaten aus der alten chinesischen und japanischen Kultur ergänzen. Noch faszinierender sind die modernen Forschungsresultate und Erfahrungen.

Zusammenfassend könnte man die gesundheitlichen Wirkungen von Grünem Tee bei regelmäßigem Genuss als vorbeugend und heilungsfördernd bei allen Zivilisationskrankheiten beschreiben.

- Erhöht die Konzentration, die geistige Leistungsfähigkeit und die Motivation für Leistungen (z.B. im Sport).
- Steigert das Lernvermögen.
- Wirkt antidepressiv.
- Lindert Magen- und Darmprobleme.
- Senkt den Blutcholesterinspiegel.
- Senkt den Blutzuckerspiegel bei Diabetes.
- Stärkt Herz und Kreislauf.
- Beugt Arteriosklerose vor und fördert deren Heilung.
- Ist entzündungshemmend.
- Wirkt antibakteriell.
- Ist virushemmend.
- Reduziert Stress-Symptome.
- Ist reich an Spurenelementen und Vitaminen.
- Normalisiert die Schilddrüsenfunktion.
- Fördert die Durchblutung und die Regeneration der Haut.
- Wirkt antirheumatisch.
- Unterstützt die Leberfunktion.
- Wirkt der Bildung von Nieren- und Gallensteinen entgegen.
- Ist karieshemmend.
- Beugt Herzkrankheiten vor, unter anderem durch verbesserte Durchblutung der Herzkranzgefäße.

- Hat prophylaktische Eigenschaften gegen Diabetes.
- Ist harntreibend und entgiftend.
- Wirkt als Antioxidans (bindet freie Sauerstoff-Radikale und verlangsamt den Alterungsprozess).
- Ist laut Prof. Dr. Fujiki eine Prophylaxe gegen die verschiedensten Krebsrisiken.
- Wirkt Übersäuerung entgegen.

Es gibt also sehr viele gute Gründe, sich wieder auf die ursprüngliche, jahrtausendealte Art des Teegenusses – auf den Grünen Tee – zu besinnen. Wer damit Kaffee und Schwarztee ersetzt, hat ein ebenso anregendes, jedoch gesundheitlich viel sinnvolleres Getränk und Genussmittel.

Sämtliche aufgelisteten gesundheitlichen Wirkungen können sowohl empirisch (erfahrungswissenschaftlich) als auch wissenschaftlich belegt werden.

Vorsicht vor unlauterer Werbung! Immer wieder versuchen Firmen, Grüntee-Produkte, beispielsweise Getränke oder Kapseln, mit Hinweisen auf Schlankheit, Jugendlichkeit oder Gewichtsverlust anzupreisen. Hier ist Vorsicht angebracht. Denn meist ist in solchen Präparaten entweder nur ein verschwindend kleiner Anteil an Grünem Tee enthalten, oder die Wirkungsversprechungen haben mit Grünem Tee nichts zu tun – und können meist auch nicht eingehalten werden.

Als Schlankheitsmittel kann Grüner Tee auf keinen Fall gelten. Er wirkt zwar cholesterinabbauend, harntreibend und begünstigt einen gesunden Stoffwechsel und kann damit Fastenkuren oder Diätkuren unterstützen, mehr aber nicht.

Wer sollte auf Grünen Tee verzichten? Grüner Tee enthält relativ hohe Mengen an Kalium, was allgemein kein Nachteil, sondern ein Vorteil ist. Für Menschen mit einem schweren Nierenleiden oder Dialysepatienten könnte es jedoch ein Problem darstellen, daher sollten sie auf Grünen Tee verzichten, zumindest auf den regelmäßigen Genuss und vor der Anwendung einen Arzt dazu konsultieren.

Im Zweifelsfall wählen Sie Bancha, der aus mehreren Monate alten, ausgewachsenen Blättern produziert wird. Denn die Konzentration von Spurenelementen (auch Eisen, Natrium, Kalium, Fluor usw.) in Bancha ist sehr ausgeglichen, zudem enthält er einen sehr geringen Anteil an Koffein.

Oft wird behauptet, dass Tee die Resorption von Eisen störe oder gar verhindere und deshalb nicht während des Essens getrunken werden sollte. Dem ist tatsächlich so, jedoch nur bei Schwarztee und teilweise bei halbfermentiertem Tee, nicht aber bei Grünem Tee – was auch vom japanischen Saitama Cancer-Research-Institut (Dr. K. Nakachi) bestätigt wird.

Die bekanntesten Grüntee-Sorten

Ohne genaue Herkunftsbezeichnung

Thea viridis   Allgemeine, jedoch veraltete Bezeichnung für Grünen Tee ohne Herkunftsbezeichnung und ohne Qualitätsgarantie. Stammt meist aus China, Taiwan (Formosa), Sri Lanka oder Indonesien. Der Name »Thea viridis« wurde früher auch als botanische Benennung von Tee-Stammpflanzen, meist indonesischer Herkunft gebraucht.

Gunpowder   Der bekannteste und am weitesten verbreitete Grüne Tee aus verschiedenen Gebieten Chinas. Er wird auch in Taiwan, Indonesien und Marokko produziert. Die Blätter unterschiedlichster Qualität und Wachstumsstadien werden zum Trocknen und Rollen in halbkugelförmigen Pfannen erhitzt. Es entstehen eingerollte Blattkügelchen, daher der Name »Gunpowder« oder zu Deutsch »Schrotkügelchen«.

Herkunft China

Die chinesische Teeproduktion hat sich in den letzten Jahrhunderten dem Welthandelsbedarf, speziell bei Schwarztee, stark angepasst. Das große Angebot umfasst neben traditionellen Grünen Tees auch Schwarztees, halbfermentierte Tees und immer noch einige lokale Spezialtees. Die forcierte Produktion führte leider oft zu übermäßigem Einsatz von Dünger und Pestiziden, von denen sich viele Böden noch nicht erholt haben.

Weißer Tee   Auch White Tea, Pai Mu Tan oder Bai Mu Dan genannt. »Weiß« steht für die silbrigen, ungerollten Blättchen. Das flaumig-weißliche Aussehen trifft nur bei jungen Blättern zu. Die Blätter werden nach dem Pflücken ohne Dämpfen, Erhitzen oder Rollen an der Sonne getrocknet. Dies ist eines der ursprünglichsten Verfahren zur Teeherstellung. Je nach Luftfeuchtigkeit während des Trocknungsprozesses ist der Tee leicht »fermentiert« und hat dadurch ein fein herbes Aroma, ähnlich dem von Schwarztee.

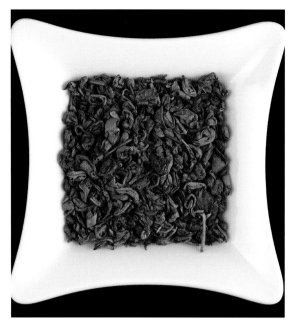

Gunpowder.

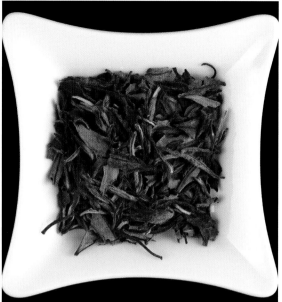

Weißer Tee.

Yunnan (Jünnan)   Die chinesiche Provinz Jünnan produziert seit Jahrhunderten Grünen Tee sowie halbfermentierte Tees. Beide werden pfannenerhitzt. »Yunnan« kann also sowohl halbfermentierten als auch reinen Grünen Tee bezeichnen.

Jasmintee   Echter Jasmintee oder englisch Jasmin-Tea ist eine chinesische Spezialität aus halbfermentiertem Tee (also nicht reinem Grünen Tee) mit Zusatz von echten Jasminblüten (siehe auch Seite 96).

Herkunft Indien

Die meisten großen Anbaugebiete in Indien sind Plantagen, die während der englischen Kolonialherrschaft für die Produktion von Schwarztee angelegt worden sind. Etwa seit dem Jahr 1985 gibt es in den klassischen Anbaugebieten in Darjeeling auch gesundheitsbewusste Pflanzer, die nach der japanischen Dämpfmethode sehr guten Grünen Tee herstellen.

Im nordindischen Assam und in den südindischen Plantagen Munar und Nilgiri wird vorwiegend die Teepflanze *Camellia assamica* kultiviert. Auch in diesen Plantagen werden heute Grüntee-Sorten produziert, die jedoch den hohen Ansprüchen von Grünteekennern wenig entsprechen. Teilweise liegt dies – neben dem Verarbeitungsverfahren – an der *Camellia assamica,* die für die Herstellung von Grünem Tee nicht sehr gut geeignet ist.

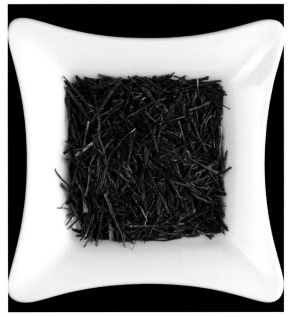
Yunnan.

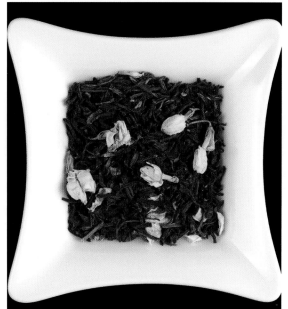
Jasmintee.

Darjeeling In diesen großen Anbaugebieten (bis auf 2100 Meter ü. M.), wird – meist mit Plantagenbezeichnung und englischen Gradationen, beispielsweise FOP – Grüner Tee von sehr guter Qualität produziert. Herkömmliche Darjeeling-Tees sind jedoch Schwarztees.

Herkunft Japan

Japan produziert traditionsgemäß seit über acht Jahrhunderten nur Grünen Tee. Zweifellos stammt die größte Auswahl an feinsten Grünen Tees von bester Qualität aus Japan. Die Teeverarbeitung ist an vielen Orten hoch technisiert und wird wissenschaftlich überwacht. Die biologische Plantagenpflege (Schädlings- und Unkrautbekämpfung) ist sehr weit fortgeschritten. Die Grundqualitäten bekommen meist zweisilbige Namen, wobei die zweite Silbe »cha« »Tee« bedeutet. Zusätzlich werden für sehr gute Qualitäten auch die Namen der Plantagen verwendet. Die meisten japanischen Tees sind schonend gedämpft, um die Wirkstoffe vollständig zu erhalten. Die bedeutendsten Anbaugebiete sind Shizuoka an den südlichen Ausläufern des heiligen Berges Fujiyama und die Inseln Kyushu und Saitama nördlich von Tokio.

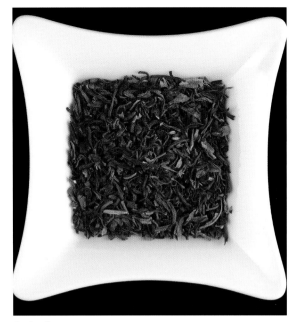

Darjeeling.

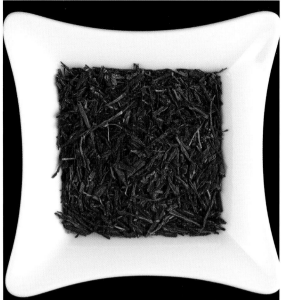

Gyokuro.

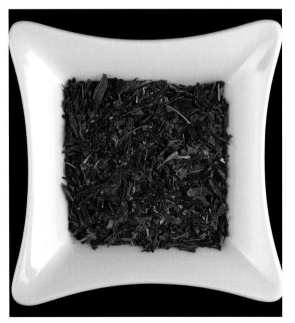

Sencha.

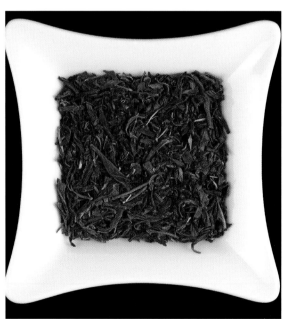

Guricha.

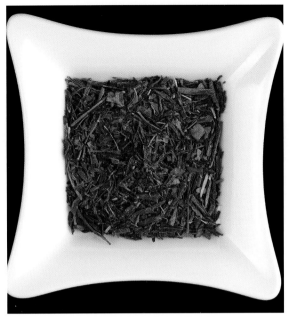

Fukamushi.

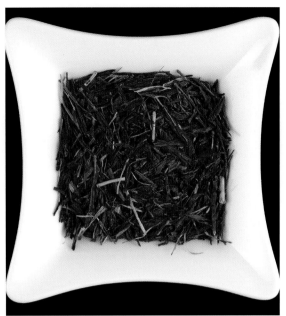

Yama-no-cha.

Gyokuro Der Name bedeutet »Tautropfen« oder »edler Tautropfen«. Die Verarbeitung ist ähnlich wie beim Shincha. Wichtigster Unterschied sind die Blätter, die zu mindestens 90 Prozent im Schatten wachsen, daher auch seine andere Bezeichnung »Schattentee«. Außerdem werden nur die sehr jungen, zartesten und weichsten Blätter verwendet. Dieser besondere Tee gilt als absolut beste und neben dem Mattcha-Tee teuerste Sorte. Das Aroma ist kräftig, und doch ist der Tee weniger bitter als andere Sorten. Gyokuro-Tee wird von Kennern mit abgekochtem Wasser angegossen, das auf 50 bis 60 °C abgekühlt wurde. Der Tee ist gold-grünlich gefärbt, der Koffeingehalt ist sehr hoch.

Sencha Populärste und meistgetrunkene Teesorte in Japan. »Sen« bedeutet »einfaches Anbrauen« mit heißem Wasser. Die meist maschinell gepflückten Blätter – es handelt sich dabei um junge bis mittlere Triebe – werden schnellstmöglich verarbeitet, das heißt, 20 bis 30 Sekunden gedämpft. Anschließend werden sie unter Heißluftzufuhr geschüttelt und so lange getrocknet, bis sie nach mehrmaligem Rollen wie grüne Nadeln aussehen. Sencha-Tee stammt aus verschiedenen Plantagen (Herkunft) und wird zu unterschiedlichen Zeiten (Erntestadium) gepflückt, weshalb es verschiedene Qualitäten gibt. Der Tee ist von heller, goldener Färbung.

Guricha Dies ist eine spezielle Sencha-Sorte von der Insel Kyushu. Guricha wächst auf eher vulkanischer Erde. Das Aroma ist kräftig und aromatisch.

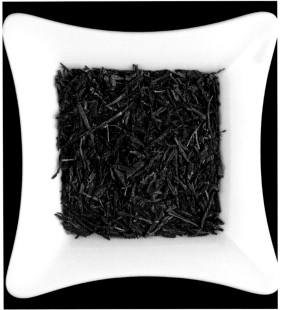

Shincha.

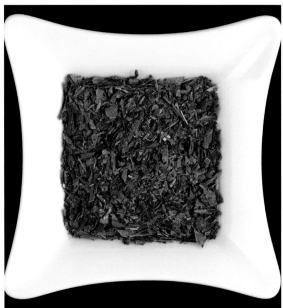

Bancha.

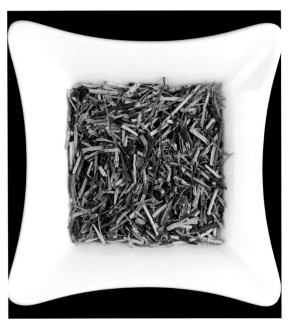

Kukicha.

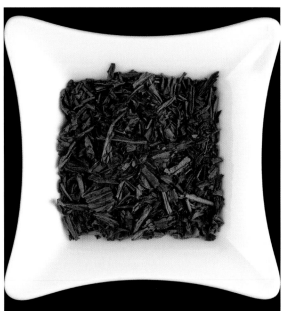

Houjicha.

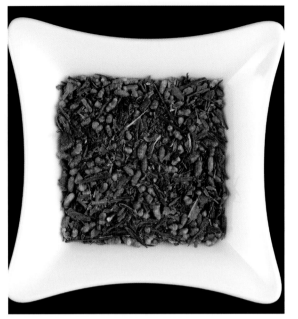

Genmaicha.

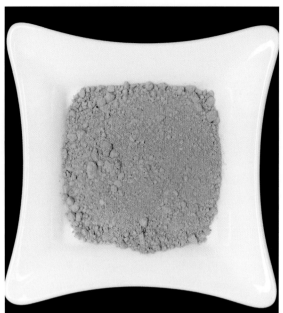

Mattcha.

Fukamushi Eine weitere Sencha-Sorte, die nach dem »deep-steamed«-Verfahren hergestellt wird. Das heißt, dass das Dämpfen der Blätter nach der Ernte mindestens 1,5 bis 2 Minuten dauert. Dadurch entsteht ein mildes, eher süßliches Aroma ohne viele Bitterstoffe.

Yama-no-cha Yama bedeutet »Berg« und »cha« »Tee«. Es handelt sich also um einen Bergtee. Er wächst auf rund 500 bis 800 Metern ü. M. am Südhang des Fujiyama. Die Bergplantagen sind bekannt für speziell hochwertige Tees als Sencha oder Shincha (Frühjahrsqualitäten).

Shincha »Shin« heißt so viel wie »neu«, »früh« oder »Frühjahr«: Es werden nur sehr junge, zarte Triebe und Blättchen geerntet. Entsprechend mild und fein ist das Aroma; der Tee ist sehr anregend. Shincha ist ein handgepflückter und handverlesener Grüner Tee von allerbester Qualität. Eine gute Frühjahrsernte würde nach englischer Gradation als »First Flush« bezeichnet.

Bancha »Ban« steht für »grob«, »rau« und »gewöhnlich«: Hier werden nur ältere, größere Blätter geerntet, die jedoch wie beim Sencha verarbeitet werden. Der Anteil an Koffein ist sehr gering, der von Eisen und Gerbstoffen sehr hoch. Dieser Tee gilt als idealer Familientee; er schmeckt kräftig und eignet sich auch als kaltes Getränk.

Kukicha oder Kukeicha   »Kuki« sind Stiele, die bei der Sencha- oder Bancha-Produktion anfallen und entfernt werden. Dieser Tee besteht zu 90 Prozent aus Blattstielen und ist deshalb nahezu koffeinfrei, jedoch reich an Spurenelementen. Kukicha gilt als eine spezielle Grüntee-Qualität mit sehr kräftigem Aroma.

Houjicha (Hojicha)   Gerösteter Bancha-Tee. Er hat eine bräunliche Farbe und sein Geschmack ist herb-rauchig. Nach makrobiotischer Lehre wird der Tee durch das Rösten »yangisiert«, das heißt mit Yang-Kräften angereichert. Houjicha ist koffeinarm und deshalb zum Essen, vor dem Schlafengehen und im Winter zu empfehlen.

Genmaicha   »Genmai« heißt »Naturreis«. Diese Teespezialität besteht aus Bancha-Tee, dem rund 50 Prozent geröstete beziehungsweise gepuffte Naturreiskörner beigemischt werden. Dies ergibt ein »wärmendes« Aroma, daher wird Genmaicha vor allem nach dem Essen, vor dem Schlafengehen und im Winter gern getrunken.

Mattcha   »Matt« bedeutet »pulverisiert«. Mattcha, in der japanischen Fachsprache vor dem Pulverisieren auch Tencha genannt, wird aus bestem jungem Schattentee hergestellt, der nach dem Trocknungsprozess in Steinmühlen oft von Hand zu allerfeinstem Pulver gemahlen wird. Dies ist der Tee, den man ursprünglich als Medizin verwendet hat und später für Teezeremonien, wie sie heute noch üblich sind (siehe auch Seite 114). Mattcha-Tee enthält noch alle Wirkstoffe und ist reich an Koffein, also entsprechend anregend. Der Tee ist von trüber, tiefgrüner Farbe und kräftig im Geschmack. Mattcha wird in einer Teeschale mit einem kleinen Bambusbesen angerührt, das Pulver löst sich im Wasser nicht auf, sondern man trinkt diesen exklusiven Tee als sogenannte Suspension, also das pulverisierte ganze Blatt mit allen Bitterstoffen. Die aufwendige Verarbeitung rechtfertigt den hohen Preis von Mattcha-Tee. Unter der Bezeichnung »Mattcha C« existiert ein etwas gröberes, industriell hergestelltes Mattcha-Pulver, das entsprechend preiswert ist. Es wird hauptsächlich in der Küche verwendet, beispielsweise als Würze von Suppen oder Gemüsegerichten, sowie für verschiedene Süßspeisen.

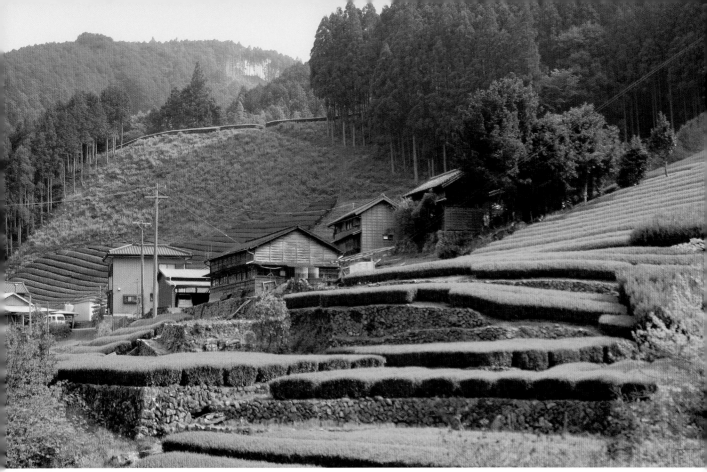

Eine typische kleine Bergplantage in Japan, auf 800 Meter ü. M.,
zur Produktion des hochwertigen »Yama-no-cha«.

Teebeutel   In Japan werden Sencha und andere Teesorten auch in sehr guter
Qualität in Aufgussbeuteln angeboten. Die japanischen Tee-Institute legen großen Wert auf die luft- und feuchtigkeitsgeschützte Verpackung jedes einzelnen
Beutels, um Qualität und Hygiene bei der Lagerung zu garantieren. Teebeutel
sind eine bequeme Alternative zu losem Tee – zum Beispiel am Arbeitsplatz, für
die Reise oder in der Gastronomie – man sollte aber auch hier auf gute, nicht aromatisierte Sorten achten. Wichtig ist, dass die Beutel einzeln luftdicht verschlossen sind, das garantiert gleichbleibende Qualität.

Spezialtees und Fantasiebezeichnungen   Selbstverständlich könnte die Liste
der Teesorten noch beliebig verlängert werden. Viele Handelsbezeichnungen
wie beispielsweise »Götter-Tee«, »Tempel-Tee«, »Tee vom heiligen Berg«, »Insel-
Tee«, »Kloster-Tee« usw. sind keine Qualitätsbezeichnungen und können daher in
obige, nach fachlichen Kriterien benannte Teesorten nicht eingereiht werden; sie
sollten auch nicht dazu verleiten, dafür »Fantasiepreise« zu bezahlen.

93

Preise   Dass handgepflückte, handverlesene Gyokuro-Tees teurer sind als Bancha- oder Sencha-Tees, ist einleuchtend. Für Grüntee-Einsteiger eignen sich die durchschnittlichen Sorten wie Sencha oder Bancha bestens. Mit der Zeit wird man, je nach Tageszeit oder Anlass, individuelle Vorlieben für spezielle Tees entwickeln.

Der wahrscheinlich teuerste japanische Grüne Tee – meist eine Sencha- oder Gyokuro-Qualität – ist der sogenannte Kaiser-Tee. Alljährlich wird anlässlich einer Teemesse durch beauftragte Teespezialisten des Kaisers ein Produzent ausgezeichnet, der dann seinen Tee, natürlich in einer luxuriösen Dose verpackt, als Rarität mit Kaiser-Tee bezeichnen darf.

Sogenannte Knospentees sind zwar auch eine japanische Grüntee-Spezialität, rechtfertigen aber keine hohen Preise. Verwendet werden hier hand- oder maschinell gepflückte Tees, die nach dem Trocknungsprozess durch starkes Schütteln gesiebt werden. Dabei fallen die kleinen, jungen Knospen, die sich bei der Trocknung gelöst haben, durch das Sieb und werden als Knospentee angeboten. Dies ist allenfalls eine Rarität, jedoch ohne besondere Qualitätsvorteile.

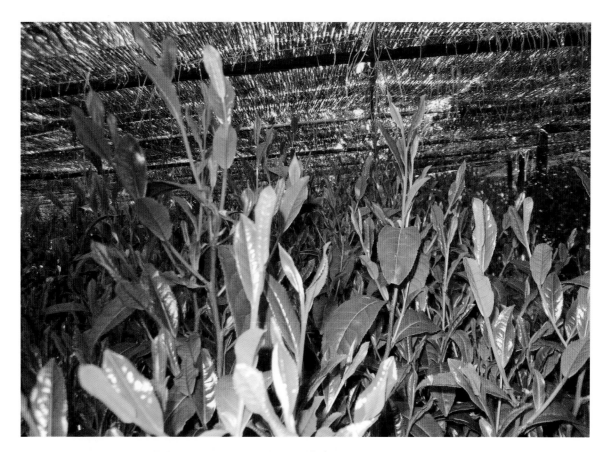

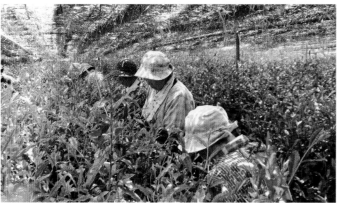

Beschattete Teepflanzen zur Produktion von exklusivem »Gyokuro«- oder »Mattcha«-Pulvertee.

Handernte des »Gyokuro«-Tees in einer beschatteten Plantage.

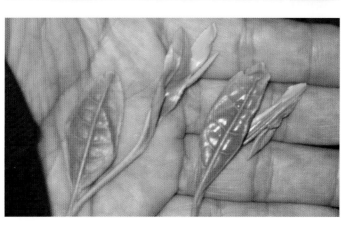

Junge, handgepflückte »Gyokuro«-Blätter.

Vorsicht vor aromatisierten Tees!

Die verschiedensten synthetischen Aromen, wie sie in vielen Lebens- und Genussmitteln (z. B. Speiseeis) oder Medikamenten vorkommen, werden vermehrt auch für Tees verwendet. Ihre Namen klingen verlockend, beispielsweise Orangen-, Brombeer-, Kiwi-, Mango-, Apfel- oder Grapefruittee. Über den gesundheitlichen Wert und die Zusammensetzung solcher Tees macht man sich leider zu wenig Gedanken.

Aromatees lassen sich in vier Kategorien einteilen:

1. Tees (Grüntees und Schwarztees) mit Zusätzen von natürlichen Blüten wie Jasminblüten, Gewürzen oder aromatischen Kräutern. Gesundheitlich ist dagegen kaum etwas einzuwenden, wenn für solche Mischungen nicht minderwertige Teequalitäten verwendet werden.

2. Tees, die mit ätherischen Ölen aromatisiert werden. Dazu gehört der Earl-Grey-Tee, ein Schwarztee, der mit Bergamottöl parfümiert wird. Die Verwendung von ätherischen Ölen, auch wenn sie echt sind, ist bezüglich Dosierung und Wirkung nicht ganz unproblematisch.

3. Naturidentisch aromatisierte Tees. Solche Tees werden meistens mit minderwertigem Schwarztee hergestellt und als Mango-, Apfel-, Grapefruit-, Papaya-Tee usw. verkauft. Die Bezeichnung »naturidentisch« ist ein legaler Missbrauch des Wortes »Natur«. Alle naturidentischen Aromen sind synthetisch, also »nachgebaute« Stoffe verschiedenster Art. Leider werden auch Grüne Tees mit solchen Aromen angeboten. Für Teeliebhaber und Gesundheitsbewusste sind sie indiskutabel. Ihre Wirkung auf die Gesundheit ist problematisch.

4. Fruchtester. Es handelt sich um chemische Substanzen (Ester) als Aromen, die mit dem jeweiligen Geschmack von Früchten Ähnlichkeit haben. Man kennt die Verwendung solcher Fruchtester aus der Zeit der sauren Bonbons. Ihrer gesundheitsschädigenden Wirkung wegen sind diese in Europa verboten.

Die bedenklichsten Produkte auf dem Teemarkt sind also naturidentisch aromatisierte Sorten, darüber sind sich Teeliebhaber, Teekenner und gesundheitsbewusste Menschen einig. Folgende Argumente sprechen gegen diese Tees:

– Naturidentische Aromen sind synthetisch; es handelt sich also um reine Chemie.
– Die Aromen beeinträchtigen das Geschmacksempfinden ganz wesentlich.
– Gemäß neueren Studien können naturidentische Aromastoffe Allergien auslösen.
– Aromatisierte Tees sind meist so konzentriert, dass sie ohne Zucker oder andere Süßstoffe nicht genießbar sind. Mit dem Süßen entsteht ein zusätzliches gesundheitliches Problem.
– Für aromatisierte Tees werden meistens minderwertige Qualitäten von Schwarztee oder Grünem Tee verwendet.

Dies sind sicher der Argumente genug, um auf aromatisierten Tee zu verzichten. Wer trotzdem eine Vorliebe für Aromatee hat, der sollte den Tee selbst aromatisieren, aber nur mit natürlichen Zutaten wie Kräutern oder Gewürzen. Grüne Tees, die sich als Basistee dafür eignen, sind Bancha oder Sencha-Sorten. Als Kräuterbeigabe schmecken Verbena oder Minze-Arten gut. Aber Vorsicht: Grüne Tees sollten niemals mit Medizinalkräutern vermengt werden. Die Wirkungen könnten sich gegenseitig stören. Passende Gewürze, die man dagegen unbedenklich daruntermischen kann, sind: Zimt, Koriander, Anis, Sternanis, Kardamomen, Vanille oder auch Mischungen wie Lebkuchen- oder Birnbrotgewürz. Gewürztees sind ideal in der kalten Jahreszeit oder zu Weihnachten. Als Süßmittel sind Steviapulver oder wenig Akazienhonig (ohne Eigengeschmack) eine gesunde Alternative zu Zucker.

Die Aufbewahrung von Tee

Grüne Tees, speziell die Sorten aus jungen und mittelgroßen Blättern, sind extrem luft-, licht-, geschmacks- und feuchtigkeitsempfindlich. Wird Grüner Tee nicht fest verschlossen aufbewahrt, nimmt er aus der Umgebung fremde Gerüche auf oder beginnt zu oxidieren. Es entsteht die sogenannte Furanfettsäure, die den Tee im ersten Stadium nach Heu und später nach Algen und Fisch riechen lässt. Dieselbe Wirkung hat auch der Lichteinfluss, zum Beispiel wenn Tee in transparenten Beuteln verkauft wird.

Die Qualität von Tee lässt sich auf einfachste Art selbst prüfen: Ein guter Tee duftet angenehm; als stechend empfundene Gerüche deuten eindeutig auf synthetische Aromen hin.

Im Gegensatz zu anderen Heilpflanzendrogen, die meist noch einen Restfeuchtigkeitsgehalt von 5 bis 10 Prozent aufweisen, ist Tee durch den typischen Verarbeitungsprozess praktisch vollständig getrocknet. Dies ermöglicht eine Aufbewahrung in luftdicht verschlossenen Behältern, Säcken usw., ohne dass es zu Schimmelbildung kommt. Letztere wird außerdem durch den hohen Gerbstoffgehalt in Tee weitgehend ausgeschlossen. Das luftdichte Verschließen garantiert auch, dass die dem Tee eigenen Aromastoffe über längere Zeit erhalten bleiben.

Für den Transport von der Plantage beziehungsweise den Händlern in die Bestimmungsländer wurden traditionell Sperrholzkisten mit einem Inhalt von 10 bis 25 Kilogramm verwendet. Die modernere und bessere Verpackungsart ist das Aufteilen in kleinere Säcke mit einem Inhalt von 1 bis 5 Kilogramm, die dann vakuumiert werden. In so einer Vakuumverpackung hält Tee praktisch ohne Qualitätsverlust bis zu drei Jahre.

Eine Kombination aus beidem – optimale Aufbewahrung und optimale Verkaufsverpackung – garantiert also eine entsprechende Qualitätserhaltung über Monate oder gar Jahre.

Beim Kauf:
- Ausschließlich Tee kaufen, der in vakuumierter Verpackung im Handel ist.
- Die Verkaufsverpackung sollte nach dem Öffnen wieder luftdicht verschlossen werden können.
- Am besten sind am Ursprungsort abgefüllte Tees, das heißt Verkaufspackungen mit entsprechender Abfüllgarantie, und mit einem Grip-Verschluss, der ein wiederholtes luftdichtes Verschließen ermöglicht.

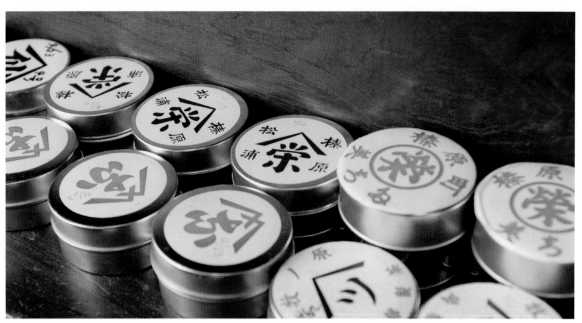
Perfekte Lagerung (hermetisch verschlossen) ist eine
Voraussetzung für gute Grünteequalitäten.

Bei der Aufbewahrung zu Hause:
- Tee sollte immer gut verschlossen und absolut trocken gelagert werden. Dazu eignen sich gut verschließbare Teedosen aus Holz, speziellem Blech oder Porzellan sowie beschichtete, lichtundurchlässige Teebeutel. Alle Behälter sollten nur für Tee verwendet werden, um das Aroma nicht zu verfremden.
- Tee sollte kühl und dunkel, das heißt ohne Licht-, Sonnen- oder Wärmeeinstrahlung, aufbewahrt werden.
- Beim Entnehmen des Tees für die Aufbereitung kann ihn Feuchtigkeit, beispielsweise Dampf, beeinträchtigen. Daher in kleinere Portionen abpacken – ein eventueller Schaden betrifft dann nur eine geringe Menge, und die ist schnell verbraucht oder kann ohne größeren Verlust weggeworfen werden.

Die korrekte Zubereitung des Tees

Teetrinken sollte Freude bereiten, selbst dann, wenn Grüner Tee in erster Linie als Heilmittel betrachtet wird. Doch Tee wird erst zum vollendeten Genuss – und damit zu einer Medizin, die schmeckt –, wenn nicht nur Aroma, Wirkstoffgehalt und Dosierung stimmen, sondern auch die Zubereitung. Wie viel man in Letztere investieren will oder kann, ist jedem selbst überlassen. Doch zunächst sollte man die Regeln einer perfekten »Teezeremonie« kennenlernen, um darüber entscheiden zu können, für welche ihrer Elemente man mehr und für welche man weniger Zeit und/oder Hingabe aufwenden möchte.

Die vier Utensilien und Grundlagen dazu sind:
- die Teesorte
- die Kanne
- die Tasse
- das Wasser

Die Teesorte Auch bei Grünem Tee variiert das Aroma der verschiedenen Sorten und Qualitäten stark. Testen Sie verschiedene gute Qualitäten und wählen Sie Ihre bevorzugten Teesorten, wobei Sie sich natürlich auch von Ihrer Sympathie zu einem Herkunftsland leiten lassen können. Wechseln Sie allenfalls je nach Tageszeit zwischen verschiedenen Sorten ab, und servieren Sie einen erstklassigen, teuren Tee vielleicht nur zu speziellen Anlässen.

Lassen Sie sich allenfalls von Fachleuten beraten, und kaufen Sie Ihren Tee dort, wo Sie eine kompetente Beratung bekommen.

Die Teekanne Teekannen gibt es aus Porzellan, Keramik, Gusseisen, Ton oder Glas. Diese Materialien sowie die Formen einer Kanne werden nach folgenden Kriterien unterschieden:

- Das englische Porzellan-Teeservice
  So ein Service wird für alle Varianten der englischen Teekultur verwendet, vor allem für den gepflegten Afternoon-Tea. Es eignet sich besonders für Schwarztee.

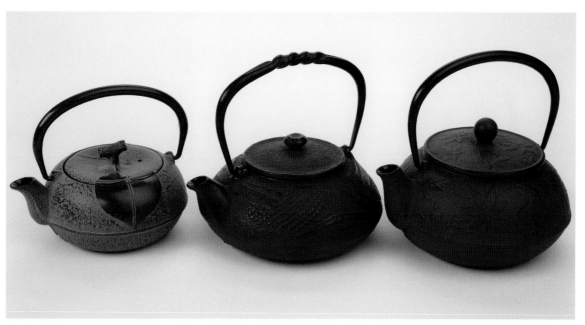

Moderne japanische Gusseisen-Kannen in vollendeter Ästhetik.

– Japanische Ästhetik und alte Tradition
Die typischen wunderschönen Gusseisen-Kannen vereinen Kultur und Kunst.
Ihr Vorteil ist ihre lange Lebensdauer, ihre Nachteile sind dagegen groß: Sie
sind anfällig für Rost und sehr schwer, oft sind die Siebeinsätze ungeeignet,
und sie brauchen viel Pflege. Sie müssen nach Benutzung vollständig getrock-
net werden, am besten werden sie dazu umgekehrt auf die warme Herdplatte
gestellt. Eine Alternative dazu sind emaillierte Kannen, sie sind einfacher im
Gebrauch. Trotzdem werden gusseiserne Kannen wenig verwendet, und selbst
in ihrem Ursprungsland, in Japan, geht ihre Tradition immer weiter zurück.
Die beliebtere Variante, die auch in China und Korea sehr verbreitet sind, sind
Kannen aus Porzellan, Keramik, Steingut oder Ton mit einem integrierten Sieb.
Sie sind ideal für Grünen Tee.

– Moderne Formen – perfekte Technik
Bodum-Kannen ermöglichen mit einem einzigartigen Siebzylinder eine ideale
Zubereitung, und der Tee kann nach dem Ziehenlassen ohne Kontakt zum Tee-
kraut in der Kanne bleiben.

Um den Tee geschmacklich nicht zu zerstören, sollte die jeweilige Kanne ausschließlich für Tee gebraucht werden. Sie wird nur mit heißem Wasser ausgewa-
schen, ohne Zusatz von Spülmitteln, und dann an der Luft getrocknet.

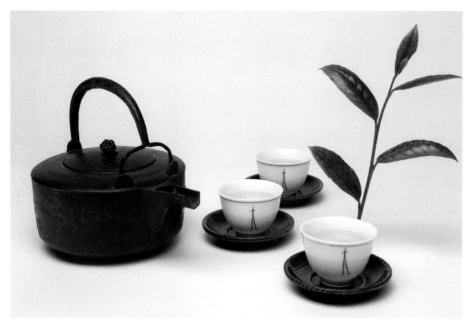

Eine dreihundertjährige japanische Gusskanne –
»Vorbild« für die modernen Versionen.

Die Tasse   Das beste Material dafür ist Porzellan, für besondere Anlässe darf es die etwas hochwertigere Variante, zum Beispiel Fine Bone China, sein. Aber auch Ton und Glas sowie Spezialglas, das in Bodum-Tassen sogar doppelwandig verwendet wird, sind geeignet. Am besten kann sich das zarte Aroma einer guten Qualität Grüner Tee in einer feinen, leichten und eher kleinen Teetasse mit einem Inhalt von höchstens 100 Millilitern (einem Deziliter) entfalten.

Einige Volumen-Vergleiche von Teetassen:
– Große westliche Teetasse aus grobem Porzellan: Inhalt 170–200 ml.
– Tassen aus verschiedenen speziellen westlichen Teeservices aus feinstem Porzellan: Inhalt 130–150 ml.
– Japanische und chinesische Teetassen aus feinstem Porzellan: Inhalt 80–120 ml.

Chinesisches Porzellan ist seit Jahrhunderten berühmt. Mit dem Tee-Import nach Europa brachten damals die Portugiesen und Holländer auch kostbares chinesisches Teeporzellan auf den europäischen Markt. Die ursprünglichen Teetassen hatten – auch in Europa – keine Handgriffe. Solche henkellosen Schalen sind in Japan und China heute noch üblich. Große Tassen (»mugs«, 250–300 ml), wie man sie immer noch in Gastbetrieben findet, widersprechen vom zu großen Inhalt und der Ästhetik her einer gepflegten Teekultur.

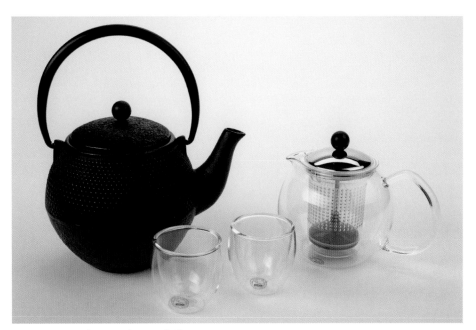

Bodum-Kannen in Gusseisen und Glas –
die perfekte »Technik«.

Das Wasser Die Wasserqualität ist von großer Bedeutung. Absolut optimal ist
nicht zu hartes Quellwasser, aber auch ganz normales Leitungswasser ist perfekt.
In Mitteleuropa ist die Wasserqualität, mit Ausnahme von wenigen Großstädten,
sehr gut. Das Wasser wird kalt dem Hahn entnommen und stets aufgekocht. Niemals Wasser aus dem Boiler verwenden! Falls das Wasser stark chloriert und/
oder fluoriert ist, sollte es gefiltert oder durch Mineralwasser ersetzt werden.
Grüner Tee wird nicht mit kochendem Wasser angegossen, da er dadurch zu bitter würde. Die Temperatur muss der jeweiligen Grüntee-Sorte angepasst werden:
Ein Tee aus sehr jungen Blättern wird mit Wasser von etwa 70 °C angegossen,
ein Bancha, Hojicha oder Genmaicha mit Wasser von etwa 90 °C. Eine einfache
Methode, um die richtige Celsiuszahl zu berechnen, ist das Umgießen: Mit jedem
Umgießen verliert die Wassertemperatur etwa 4 bis 5 Grad.

Die Dosierung Die richtige Dosierung ist wahrscheinlich der wichtigste Aspekt
für einen guten Tee. Meist wird bei der Dosierung maßlos übertrieben. Wie beim
Gebrauch von Heilpflanzen bedeutet eine starke Dosierung keinesfalls eine bessere Wirkung. Ein überdosierter Heilpflanzenaufguss kann eine gegenteilige Wirkung haben, überdosierter Grüner Tee ist geschmacklich ungenießbar und der
Koffeingehalt zu hoch. Zu starker Tee schmeckt bitter und unangenehm und kann
so Tee-Einsteigern das Teetrinken für alle Zeiten austreiben. Folgender Grundsatz
aus der Naturheilkunde gilt daher auch für einen guten Grünen Tee: »Schwach
dosieren ist immer richtig, stark dosieren ist immer falsch.«

Anhand der Farbe kann man feststellen, ob man die richtige Menge gewählt hat: Schwarztee ist bräunlich bis dunkelbraun, frisch aufgegossener Grüner Tee schwach gold-grünlich oder gold-gelblich. Man sollte sich also von der schwachen Färbung des Grünen Tees nicht zu einer Überdosierung verleiten lassen. Um Tee richtig zu dosieren, sollte man ihn also nicht unkontrolliert in die Kanne streuen, sondern am besten einen Teelöffel als Maß verwenden. Die ideale Dosierung sind maximal 2 Gramm Tee pro Tasse, dies entspricht 1 gestrichenem Teelöffel. 1 gehäufter Teelöffel dagegen ergibt bereits eine Menge von 5 Gramm, was eine Überdosierung bedeutet. Für eine Kanne von 1 Liter Inhalt reicht eine Teemenge von 10 bis 12 Gramm, das heißt maximal 2 gehäufte Teelöffel.

Das Tee-Ei Ein Tee-Ei, gleich welcher Beschaffenheit, gehört nicht zu den geeigneten Tee-Utensilien. Das getrocknete Kraut quillt bei der Zubereitung darin auf und verschließt dadurch die Poren des Tee-Eis von innen praktisch vollständig. Somit kann ein Austausch zwischen dem Lösungsmittel Wasser und den Inhaltsstoffen des Tees nicht mehr erfolgen. Ein Tee-Ei ist also weder für Heilpflanzenauszüge noch für einen guten Tee brauchbar.

Die Teezange Bei einer sogenannten Teezange besteht der Teil für den Tee aus einem siebartigen Geflecht. Daraus lassen sich die Wirkstoffe besser aus dem Tee lösen als in einem Tee-Ei. Das ist zwar keine ideale Lösung, aber akzeptabel, beispielsweise in Restaurants.

Zucker Echte Teeliebhaber trinken Tee und speziell Grünen Tee ohne Zucker, um das Aroma und die gesunde Wirkung nicht zu zerstören. Grüner Tee wird in seinen Ursprungsländern China und Japan seit jeher ungesüßt getrunken. Milch und Zucker zum Tee zu nehmen, hat sich erst in der englischen Teekultur entwickelt und betrifft nur den Schwarztee.

Oft entsteht das Bedürfnis, einen Tee zu süßen, auch nur deswegen, weil man ihn zu stark gemacht hat. Dann schmeckt er bitter und unangenehm, und so ist man leicht versucht, mit Zucker zu korrigieren. Richtig dosierter und zubereiteter Tee bedarf niemals einer Geschmackskorrektur durch Zucker oder Süßstoffe. Dies umso mehr als die Schädlichkeit des Industriezuckers für die Gesundheit des Menschen allgemein bekannt ist, und Grüner Tee ohne Zucker ein speziell gesundes Getränk ohne Kalorien darstellt.

Eistee oder mit aromatischen Kräutern selbst aromatisierter Tee kann mit etwas Stevia (ein natürlicher Süßstoff aus dem Stevia-Kraut) gesüßt werden.

Das korrekte Aufgießen des Tees Grundsächlich kann Grüner Tee, also dasselbe Teekraut, zweimal aufgegossen werden. Dadurch erreicht man eine optimale Ausnützung aller Wirkstoffe.

Die Schritte sehen im Einzelnen so aus:

– Anwärmen der Kanne und der Tassen
  Je nach Jahreszeit, speziell aber im Winter, werden die Kanne und die Tassen mit heißem Wasser angewärmt. Das zum Anwärmen der Tassen verwendete Wasser kann zum Aufgießen des Tees verwendet werden. Dadurch wird auch die richtige Wassermenge für die vorgesehene Tassenzahl abgemessen.

– Erstes Aufgießen in die Kanne
  Der Tee kann jetzt angegossen werden – die Temperatur des Wassers ist dabei auf die jeweilige Sorte abzustimmen (siehe Seite 103). Wie lange der Tee zieht, hängt davon ab, welche Wirkung man erzielen will: Kurzes Ziehenlassen (1 bis 2 Minuten) ergibt einen stark anregenden, im Aroma jedoch milderen Tee; durch längeres Ziehenlassen (2 bis 4 Minuten) wird der Geschmack kräftiger und leicht bitter, der anregende Effekt wird dagegen etwas schwächer, hält dafür aber länger an.

– Das Eingießen in die Tassen
  Die einzelnen Tassen werden zuerst nur mit wenig Tee gefüllt. Wenn mehrere Personen in einer »Teerunde« zusammensitzen, wird dann der Reihe nach nachgegossen, bis alle Tassen voll sind oder kein Tee mehr in der Kanne ist. Diese Methode gewährleistet eine gleichbleibende Teequalität und -konzentration für alle Tassen.

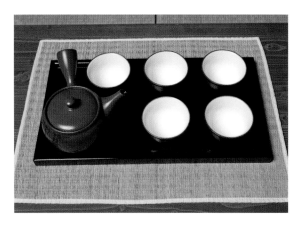
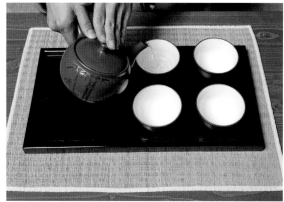

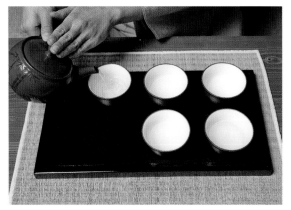
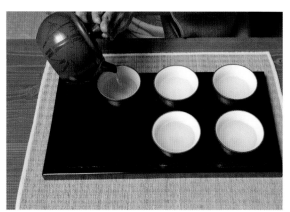

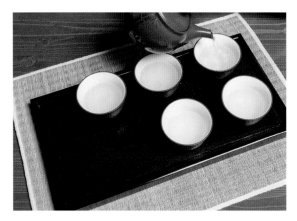

Das richtige Aufgießen des Tees:

Das Teekraut wird in der Teekanne mit der notwendigen Menge Wasser angegossen, welche dem Inhalt der vorgesehenen Tasse entspricht.

Die Wassertemperatur soll der gewählten Teesorte entsprechen.

Nach dem Ziehenlassen werden die allenfalls vorgewärmten Tassen stufenweise eingefüllt, damit alle Tassen mit Tee der gleichen Konzentration gefüllt sind.

Grundsätzlich kann und soll Grüntee zweimal angegossen werden, um eine optimale Ausnützung der Inhaltsstoffe zu erreichen.

Der erste Aufguss wird zwei bis längstens drei Minuten ziehen gelassen, der zweite Aufguss wird nach einer Minute in die Tassen verteilt.

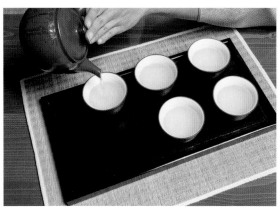

– Zweiter Durchgang

Die Teeblätter in der Kanne können nun ein zweites Mal angegossen werden. Da die Blätter bereits eine Menge Wasser aufgenommen haben, reduziert sich die Zeit des Ziehenlassens auf höchstens die Hälfte der Zeit, das heißt etwa eine Minute. In der Phase zwischen dem ersten und zweiten Aufguss darf das Kraut nicht im Wasser schwimmen, der Tee wird sonst zu bitter.

Das Warmhalten Zum Warmhalten des Tees über längere Zeit ist ein Thermoskrug besser geeignet als eine Kanne auf einem Rechaud. Durch das Warmhalten auf einem Rechaud verändert sich das Aroma langsam, der Tee »oxidiert«, wird bräunlich und qualitativ minderwertig. In einer Thermoskanne bleibt das Aroma besser erhalten, nach dem Öffnen »oxidiert« der Tee jedoch ebenfalls und verändert seine Qualität.

Teebeutel Grüner Tee kann unbedenklich ebensogut im Teebeutel zubereitet werden – nach weitgehend denselben Regeln wie offener Tee –, denn es gibt auch Beutelware in guter Qualität. Daher wäre es schade, solchen Tees nicht die gleiche Aufmerksamkeit zu schenken. Die Beutel sollten jedoch nicht ausgepresst werden, der Tee wird dadurch zu bitter.

Für wen eignet sich Grüner Tee?

Grüner Tee für Kinder?

Grüner Tee ist gesund; aufgrund seiner anregenden Wirkung ist er jedoch im Allgemeinen nichts für Kinder. Eine Ausnahme sind die Teesorten Bancha, Hojicha und Genmaicha; diese sind sogar für Kleinkinder geeignet. Aber auch da sollte man einige Regeln berücksichtigen. Grüner Tee gehört nicht in die Babyflasche und ebenso wenig als Durststiller in ständig bereitstehende Getränkekannen für etwas größere Kinder. Auch Jugendliche sollten nicht unkontrolliert große Mengen zu sich nehmen. Zwar kann Grüner Tee bei Jugendlichen gute Dienste leisten, weil er die geistige Leistungsfähigkeit verbessert, was beispielsweise bei Prüfungen hilfreich sein kann. Eltern sollten außerdem auf verstecktes Koffein in anderen Lebensmitteln achten, um eine Überdosierung für ihre Kinder zu vermeiden. Viele Getränke und Genussmittel wie Ice Tea, Schokolade, Kakao-, Cola- oder Energy-Drinks enthalten teilweise beträchtliche Mengen Koffein (siehe auch Seite 51). Da diese modernen Produkte ohnehin für die Gesundheit nicht förderlich sind und sogar zu Schlafstörungen, Nervenproblemen oder Bluthochdruck führen können, ist Grüner Tee unter den koffeinhaltigen Getränken auf jeden Fall die bessere Wahl.

Generell gibt es keine allgemeingültige Regel, ab welchem Alter ein junger Mensch Grünen Tee trinken sollte. Dies hängt unter anderem auch von dem jeweiligen Kulturkreis oder Land ab, in dem man lebt. In Japan beispielsweise lernen Kinder schon relativ früh, mit dem Grünen Tee als Getränk umzugehen, und in Tibet wird der traditionelle Tee, mit Yak-Butter gemischt, ebenfalls Kindern gegeben. Allerdings fehlen in diesen Ländern die oben erwähnten Getränke und Genussmittel mit verstecktem Koffeingehalt, die zusammen mit Grünem Tee zu einer Überdosierung führen können.

Grüner Tee für Sportler

Die Inhaltsstoffe von Grünem Tee sprechen für sich – er ist das ideale natürliche Getränk für Sportler. Durch die Erhöhung der geistigen Leistungsfähigkeit werden Konzentration, Motivation und Durchhaltewille gesteigert; durch die ausgewogene Kombination der Wirkstoffe, den hohen Anteil an Vitamin C und weiteren Vitaminen wird außerdem gleichzeitig die körperliche Fitness verbessert. Das alles macht Grünen Tee besonders geeignet für Sportarten, die eine Dauerleistung erfordern wie Golf, Bergwandern oder Radfahren.

Kalt getrunken, ist Grüner Tee auch als vitalisierender Durstlöscher optimal. Damit sich der Zuckerspiegel während des Sporttreibens harmonisiert, kann man den Tee mit etwas Honig süßen.

Grüner Tee für geistig arbeitende Menschen

»Kaffee regt auf, Grüner Tee regt an« – dies ist eine oft gehörte Äußerung, die einen wahren Kern hat. Die meisten Menschen reagieren auf übermäßigen Kaffeegenuss mit erhöhtem Blutdruck, Herzklopfen und einer gewissen inneren Unruhe. Und auch wenn das Koffein in Tee anders wirkt als in Kaffee (siehe Seite 50), gilt bei übermäßigem Teegenuss Ähnliches: Auch da hat man Mühe, seine Gedanken zu kontrollieren. Die Hirntätigkeit ist zu stark angeregt, und es kann zu Schlafstörungen kommen, die sich unter anderem in intensiven Träumen äußern.

Doch bei »normalem« Teegenuss bleibt man meistens körperlich ruhig, geistig aber angeregt. Viele Schriftsteller, auch solche die nachts schreiben, bestätigen diese Tatsache. Letztendlich entscheidend ist jedoch immer die eigene Erfahrung.

Grüner Tee in der Schwangerschaft und in den Wechseljahren

Schwangere reagieren auf Koffein etwas empfindlicher. Dadurch können häufiger Schlafprobleme auftreten, die aber gerade in der Schwangerschaft – also in Zeiten, in denen der Körper großen Umstellungen unterworfen ist – zu vermeiden sind. Daher ist es ratsam, den Genuss von koffeinhaltigen Produkten allgemein, und damit auch von Tee im Speziellen, deutlich einzuschränken. Ideale Teesorten während der Schwangerschaft sind Bancha, Kukicha, Genmaicha oder Hojicha. Alle diese Teesorten sind sogar ideale Spender von Eisen und anderen Spurenelementen.

In den Wechseljahren dagegen ist der Genuss von allen Grüntee-Sorten nicht nur möglich, sondern wird sogar empfohlen. Denn Grüner Tee macht munter, und zwar Körper, Geist und Seele – das ist gerade in der oft schwierigen Zeit der Wechseljahre wichtig. Daher wird er bei psychischen Wechseljahrsbeschwerden auch als natürliches Antidepressivum geschätzt.

Grüner Tee bei Diäten und Fastenkuren

Aus Gewichtsgründen Diät zu halten ist im Trend. Doch eine Diät, ob selbst gewählt oder aus Gesundheitsgründen verordnet, ist immer eine einseitige Ernährungsweise, weil sie allein auf ein bestimmtes Ziel ausgerichtet ist, wie die Gewichtsreduktion oder das Schonen eines Organs. Wer sich ausgewogen und auf natürliche Weise vollwertig ernährt, braucht in der Regel keine Diät, wobei Lebensweise und körperliche Aktivität des betreffenden Menschen zu berücksichtigen sind. Eine vernünftige Trennkost sowie die vegetarische Ernährungsweise sind nicht zu den Diäten zu zählen.

Die einzige sinnvolle Diät ist das Fasten als wirksamste Form der Entschlackung und Entgiftung von Körper und Geist. Dabei gilt es jedoch die Regeln für ein richtiges Fasten einzuhalten. So ist es etwa aus gesundheitlichen Gründen äußerst wichtig, während einer Fastenkur absolut keinen Kaffee und auch keinen Schwarztee zu trinken.

Grüner Tee lässt sich ideal mit jeder Ernährungsgewohnheit wie auch mit Diäten oder Fastenkuren kombinieren. Die in Grünem Tee enthaltenen Spurenelemente und Vitamine sind in jedem Fall eine optimale Ergänzung. Während einer Fastenkur sind Grünteesorten wie Sencha und Bancha ideal. Dank seiner antidepressiven Wirkung kann das tägliche Trinken von einigen Tassen Grünem Tee während einer Fastenkur auch die sogenannte Fasten-Depression verhindern.

Sinn und Unsinn
von Grüntee-Produkten

Es gibt verschiedene Gründe, aus einer Heilpflanze Präparate wie Nahrungsmittel, Kosmetika usw. herzustellen. Sinnvoll ist dies dann, wenn die in den Pflanzen enthaltenen heilenden Stoffe dabei genutzt werden können. Weniger sinnvoll oder gar Unsinn ist das Beimischen von Heilpflanzen aus Trend- oder Marketing-Gründen. Leider wird Grüner Tee oft dafür missbraucht. Diese Produkte werben oft mit irreführenden Anpreisungen, manche von ihnen stellen sogar eine Gefahr für die Gesundheit dar.

Es gibt jedoch auch Präparate, in denen die Inhaltsstoffe des Grünen Tees tatsächlich genutzt werden. So können Grüntee-Extrakte beispielsweise bei äußerlicher Anwendung sehr wirkungsvoll sein und werden daher nicht nur von japanischen Kosmetikfirmen, sondern inzwischen auch von den großen westlichen Marken in vielen ihrer Produktlinien verarbeitet. Außerdem werden Grüntee-Auszüge heute in pharmazeutischen Salben zur Hautregenerierung verwendet.

Medizinische Präparate aus Extrakten sollen und können den Tee jedoch nicht ersetzen. Der tägliche Teegenuss ist und bleibt aus gesundheitlicher Sicht die beste »Anwendung«. Mit Präparaten kann das Teetrinken allenfalls ergänzt werden, wenn diese dem gesundheitlich hohen Wert der Teepflanze entsprechen. Produkte mit naturidentischen (synthetischen) Aromastoffen oder anderen gesundheitlich problematischen Zusätzen, sind dagegen abzulehnen.

Produktgruppen, die empfohlen werden können

- Qualitativ gute, reine Grüntee-Instant-Tees ohne synthetische Zusätze.
- Getränke mit Grüntee-Extrakten, wenn diese auf natürlichen Bestandteilen basieren. Die entsprechenden Angaben über den Gehalt an Grünem Tee sollten auf der Verpackung stehen.
- Pastillen aus Grünem Tee mit eher geringem Koffeingehalt für Fitness, Sport oder zu Genusszwecken. Auf der Verpackung sollte erwähnt sein, wie viele Pastillen einer Tasse Tee entsprechen.
- Spezialkosmetika, vor allem Gesichts- und Handcremes, sowie Medizinalsalben zur Verbesserung der Blutzirkulation der Haut oder zur Unterstützung der Hautregeneration.

– Präparate aus Grünem Tee für die Mundhygiene, wie Mundwasser und Zahnpaste, in denen vor allem die im Teeblatt natürlich vorkommenden Fluoride und Catechine genutzt werden.

Produktgruppen, die fragwürdig, jedoch gesundheitlich unbedenklich sind

Seifen, Shampoos u.ä. aus Grünem Tee, weil darin die Wirkstoffe des Grünen Tees kaum wirken können.

Produktgruppen, die abgelehnt werden sollten

sind Grüntee-Extrakte, meist in Form von Tropfen und Tabletten, in hoher Konzentration, die beispielsweise als Schlankheitsmittel angepriesen werden.

Die Japanische Teezeremonie

Das Inselleben und die lange politische und kulturelle Isolation vom Kontinent hat die japanische Geschichte und Entwicklung über viele Jahrhunderte hinweg geprägt. Diese daraus entstandene andere Lebensphilosophie, das Erforschen der Heilwirkungen im Tee, die Wertschätzung für dieses spezielle Naturprodukt, die Hingabe, die herzliche Gastfreundschaft und der Zen-Buddhismus sind Elemente, die Teil der Teezeremonie wurden.

Die Entstehung der Teezeremonie   Im 12. Jahrhundert hatten buddhistische Mönche den pulverisierten Tee, Mattcha, von China nach Japan gebracht und als Medizin, als Konzentrationshilfe für die Meditationen und als »Beigabe« für die Verbreitung der Zen-Philosophie gebraucht. Zweihundert Jahre später fand man Mattcha – nach bestimmten festgesetzten Richtlinien serviert – auch in illusteren Gesellschaften von Spielern und Lebemännern. Gegen Ende des 15. Jahrhunderts brachte der Zen-Priester Murata Shuko (1422–1502) Mattcha aus dieser eleganten Welt wieder zurück in die Klöster, mit einer neuen Art der Zubereitung und Trinkkultur. Auch Teehändler zelebrierten den Mattcha-Teegenuss. Aus dieser Verwurzelung im Handel wie im Zen-Buddhismus entwickelten sich der Stand und der Titel »Teemeister«. Das Teeritual dieser Teemeister fand nun erstmals in speziell dafür errichteten kleinen Räumen statt.

Eine wichtige Persönlichkeit dieser Teemeister-Klasse war Takeno Jo-O (1502–1555). Während seines Wirkens entstand eine weitere, ganz neue Teezeremonie, Wabi-Tea genannt. Diese pflegte man in eigens dafür gebauten rustikalen Hütten, mit entsprechend einfachen Utensilien. Ein Schüler von Takeno Jo-O, Sen no Rikyu (1522–1591), der aus einer Teehändlerfamilie stammte, widmete sein ganzes Leben dem Studium des Tees und wurde schließlich zum wohl berühmtesten Teemeister Japans. Er schuf vor rund 450 Jahren die Teezeremonie, wie man sie heute kennt. Ihre Hauptelemente haben sich kaum geändert. Die Zubereitung aus dem grünen Mattcha-Pulver und das Darbieten des Tees wird als Kunstform zelebriert, die den Gästen die vier Aspekte der Zen-Philosophie und der Teeregeln vermitteln soll, »Wa« (Harmonie), »Kei« (Respekt), »Sei« (Reinheit) und »Jaku« (Ruhe und Gelassenheit).

Das Zelebrieren der Zeremonie bis heute   Bis heute wird diese Tradition von der bekanntesten Teeschule in Japan, der Urasenke-Schule, im ursprünglichen

Vor einem Teehaus, hier auf dem Monte Verità, steht ein mit Wasser gefülltes Steinbecken mit einer Holzkelle (Tsukubai mit Hishaku) als Sinnbild der Reinheit. Zu einer Teezeremonie geht man mit reinen Händen, reinen Gedanken und einem reinen Herzen.

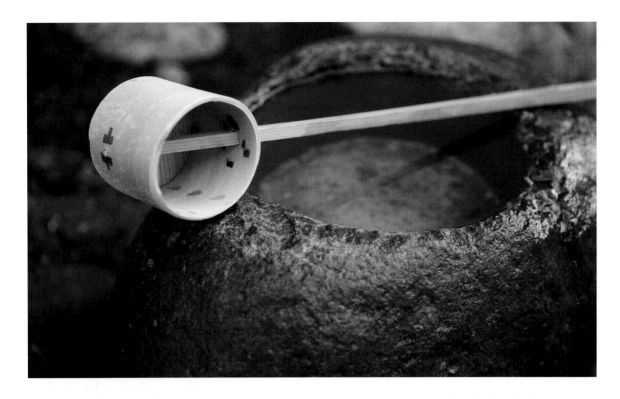

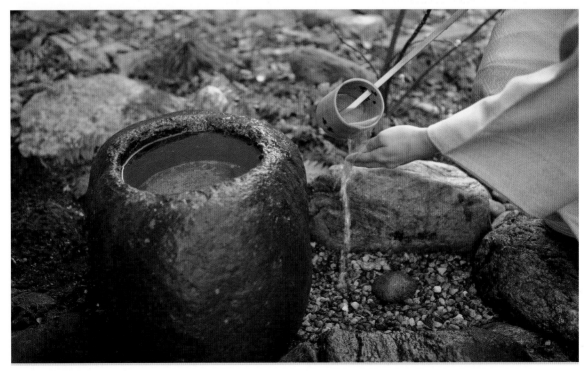

Die rituelle Zubereitung
des Pulvertees Mattcha.

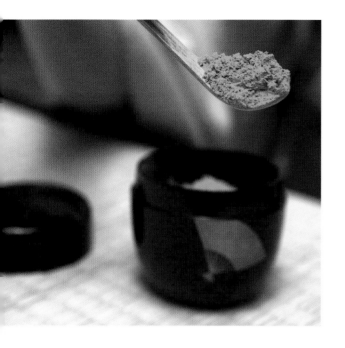

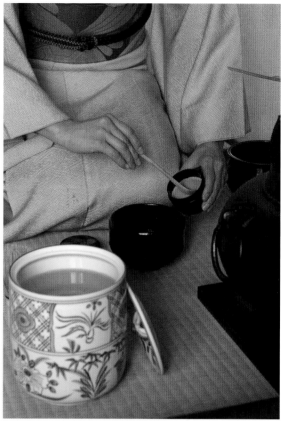

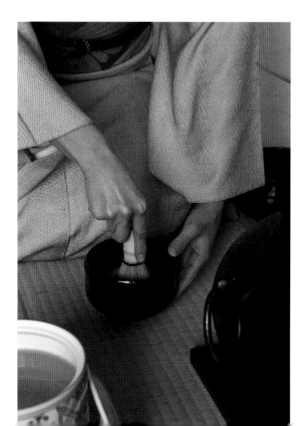

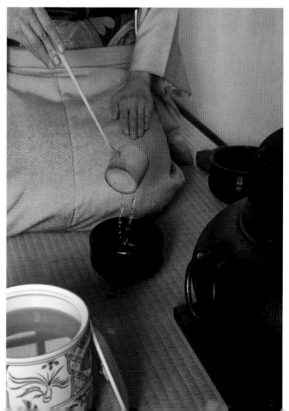

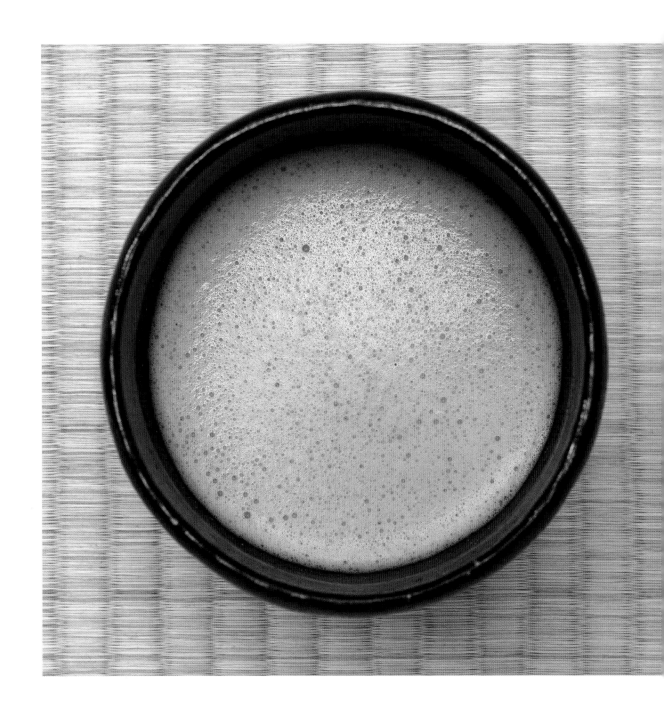

Sinn gepflegt. Jede Generation nach Sen no Rikyu ernennt einen sogenannten Großmeister, der über die strikte Einhaltung der Rituale und der Ausbildung wacht. Mittlerweile sind auch Frauen als Teemeisterinnen zugelassen, während vor gut einhundert Jahren ausschließlich Mönche oder Teemeister diese Kunst zelebrieren durften. Die Ausbildung jedoch ist nach wie vor den strengen Regeln der Teeschulen unterstellt. Die Teezeremonie selbst ist in Japan immer noch etwas sehr Spezielles und wird vor allem bei besonderen Anlässen wie Geburtstagen, Festen, zu Neujahr oder zu Einladungen zelebriert.

Heute kennt man in Japan über dreißig Teeschulen, und man sagt, es gebe über sechshundert verschiedene »Wege«, Tee zu servieren. Der klassische Verlauf einer Teezeremonie sieht so aus:

– Die Bereitstellung aller Utensilien.
– Das Erhitzen des Wassers in einem mit Holzkohle erwärmten Gusseisengefäß (Kama).
– Das Abmessen des Teepulvers (Mattcha) mit einem Bambus-Löffel (Cha-Shaku).
– Das Schaumigrühren des Tees mit einem Bambusbesen (Chasen).
– Das rituelle Servieren des Tees.

Die Dauer einer Teezeremonie variiert je nach Anlass und je nach dem Zeitpunkt, von dem an man daran teilnimmt, ob beispielsweise die Gäste vor oder nach der Einfüllung der Holzkohle dazu eingeladen sind. Die Dauer beträgt aber mindestens 1½ Stunden.

Das wahre Verstehen des »Teeweges« braucht Zeit und Einfühlung. So kann sich das Erleben der Teezeremonie als meditative Philosophie im Lauf der Zeit immer wieder ändern und/oder vertiefen.

Der folgende japanische Spruch kann dazu dienen, die Teezeremonie besser verstehen zu lernen: »Auch der Weg des Tees führt zu Selbsterkenntnis.«

Die häufigsten Fragen

Eine Auswahl der am häufigsten zum Thema Grüner Tee gestellten Fragen soll – obwohl sie im Bisherigen bereits ausführlich erklärt sind – an dieser Stelle nochmals beantwortet werden.

Darf ich homöopathische Heilmittel einnehmen, wenn ich täglich Grüntee trinke?

Die immer noch oft gehörte Behauptung, ein homöopathisches Heilmittel könne nicht wirken, wenn am gleichen Tag Grüntee eingenommen wurde, ist längst klinisch widerlegt. Dasselbe gilt für Pfefferminztee. Zu beachten ist lediglich, dass homöopathische Arzneien nicht direkt im Grünen Tee oder irgendeinem anderen Tee, sondern separat und vor dem Essen eingenommen werden.

Darf ich Grüntee trinken, wenn ich vom Arzt Medikamente verschrieben bekomme?

Bei den meisten Medikamenten ist dies problemlos möglich. Um ganz sicher zu gehen, sollte man trotzdem seinen Arzt fragen. Falls es um den Koffeingehalt des Tees im Zusammenhang mit Blutdruckproblemen oder sonstigen Herz-Kreislauf-Beschwerden geht, kann man auf Bancha ausweichen, der fast kein Koffein enthält (siehe Seite 91).

Welche Menge und Sorte braucht es, um Grünen Tee wirkungsvoll als Therapie einzusetzen?

Die ideale, speziell von japanischen Forschern empfohlene Menge liegt bei zirka 1,2 Liter täglich. Die am besten geeigneten Grüntee-Sorten sind gute Sencha-Qualitäten. Denn die stammen aus mittelgroßen Blättern und weisen daher einen ausgewogenen Gehalt an allen wichtigen Wirkstoffen auf. Auf Seite 69 und 71 wird dieses Thema ausführlich behandelt.

Ist Grüntee eine Mode-Erscheinung?

Sicherlich nicht – geht doch die Geschichte des Grünen Tees in Japan auf über tausend Jahre und in China auf die Anfänge der jahrtausendealten chinesischen Medizin zurück. Japan hat in seiner gesamten nationalen Teegeschichte Grüntee produziert. Auch in Europa ist Grüner Tee schon sehr lange bei Kennern, in chinesischen und japanischen Restaurants und im Fachhandel bekannt. Er war nur im Bewusstsein der Allgemeinheit nicht so präsent, weil sich die englische Kultur des schwarzen Tees besser durchgesetzt hatte. Doch in den letzten Jahrzehnten hat mit dem wachsenden Gesundheitsbewusstsein der Menschen und dank der vielen neuen wissenschaftlichen Publikationen über Grünen Tee das Interesse in Europa, Amerika und Australien stark zugenommen.

Bekomme ich vom täglichen Grünteegenuss verfärbte Zähne?

Nein. Braun verfärbte Zähne entstehen bei regelmäßigem Genuss von Schwarztee. Beim Umwandlungsprozess der Polyphenole in der Schwarztee-Produktion (Oxidation) werden diese in eine unlösliche Form gebracht und setzen sich deshalb als Braunfärbung an den Zähnen fest. Dies ist bei Grüntee nicht möglich. Grüner Tee kann sogar als Mundspülung mit antibakterieller Wirkung sowie zur Stärkung des Zahnfleischs gebraucht werden, die Zähne werden auch dadurch nicht braun.

Ist Grüntee oder sind Grüntee-Präparate Schlankheitsmittel?

Nein! Auf der Grundlage meiner über fünfzigjährigen intensiven Beschäftigung mit Naturheilkunde ist ganz klar festzuhalten, dass es weltweit keinen Schlankheitstee gibt. Auch harntreibende oder stoffwechselfördernde Kräuter oder Präparate sind keine Schlankheitsmittel. Grüner Tee fördert zwar die Senkung des Cholesterinspiegels, ist deswegen aber noch lange kein Schlankheitsmittel. Trotzdem versuchen immer wieder Firmen Grüntee oder Grüntee-Produkte (Ice Teas, Kapseln u.v.m.) als Schlankheitsmittel anzupreisen und gehen mit falschen Versprechungen oft bis an die Grenze der Legalität. Grüner Tee ist gesundheitlich wertvoll und ein seriöses Heilmittel, dies sollte nicht durch falsche Behauptungen und die Vorspiegelung falscher Tatsachen verfälscht werden.

Grüner Tee schmeckt mir nicht, an was liegt das?

Dies liegt sehr selten am persönlichen, individuellen Geschmacksempfinden, sondern meistens an der Qualität oder der Zubereitung des Tees. Wird er zu heiß aufgegossen oder überdosiert, kann er nicht schmecken. Dasselbe gilt für eine schlechte Qualität oder für alten, überlagerten Grüntee. Deshalb sollte man Tee nur dort kaufen, wo man eine große Auswahl, fachliche Beratung und qualitativ hochwertige Sorten findet.

Die aromatisierten Grüntees, wie sie beispielsweise in der Gastronomie oft angeboten werden, können mit echtem Grünem Tee nicht verglichen werden.

Ist Roibos-Tee eine Alternative zu Grüntee?

Roibostee stammt von der Pflanze *Asphalatus linearis,* einem Busch, der ausschließlich in kargen Gegenden von Südafrika wächst. Ein Aufguss der getrockneten Stiele und Blätter, auch Massai-Tee genannt, mag wie viele einheimische Kräuteraufgüsse (beispielsweise Pfefferminze, Verveine oder Lindenblüten) ein gesunder Durststiller sein, die Wirkung lässt sich jedoch mit jener von Grünem Tee nicht vergleichen.

Verhindert Grüntee die Aufnahme (Resorption) von Eisen und anderen Spurenelementen?

Nein. Bei Grüntee kommt es zu keiner sogenannten Chelat-Bildung, in der die Moleküle von Eisen und anderen Spurenelementen von Zellsystemen eingekapselt und deshalb von den Stoffwechselorganen nicht mehr aufgenommen werden können. Solche Chelat-Bildungen kennt man beispielsweise von Kaffee und Schwarztee, aber nicht vom Grünen Tee. Grüntee, insbesondere die Sorten Sencha und ganz besonders Bancha, sind sogar ideale Spender von Eisen, Fluor und weiteren Spurenelementen.

Erhöht regelmäßiger Genuss von Grünem Tee den Blutdruck?

Nein. Koffeinhaltige Getränke oder deren Präparate (siehe auch Seite 44 und 51) erhöhen den Blutdruck nicht generell. Dies hängt vielmehr davon ab, wie beziehungsweise an welche Substanzen das Koffein gebunden ist und welche weiteren blutdruckerhöhenden Wirkstoffe im entsprechenden Getränk vorhanden sind. So erhöhen zum Beispiel Kaffee und Kaffeegetränke den Blutdruck nur leicht, Cola-Produkte jedoch sehr stark, und Grüner Tee gar nicht.

Wie oft kann oder soll das Teekraut bei Grünem Tee aufgegossen werden?

Idealerweise zweimal. Den ersten Aufguss lässt man 2 bis 3 Minuten und den zweiten Aufguss zirka 1 Minute ziehen, bevor der Tee in die Tassen gegossen wird. Dadurch erreicht man eine optimale Ausnutzung aller vorhandenen Wirkstoffe. Die Wassertemperatur variiert je nach Teesorte. In Japan wird Grüner Tee zum Teil dreimal aufgegossen; der dritte Aufguss eignet sich allenfalls noch – wie oft in Japan praktiziert – zur Mundspülung.

Ist es richtig, wie teilweise praktiziert, den ersten Aufguss wegzugießen?

Dies ist nur dann sinnvoll, wenn der erste Aufguss, der schon nach 30 Sekunden sehr viel Koffein gelöst hat, zur »Entkoffeinierung« des Tees weggegossen wird. In China und Taiwan wird dieses Abgießen oft beim Oolong-Tee aus geschmacklichen Gründen praktiziert. (Siehe auch Seite 100.)

Rezepte

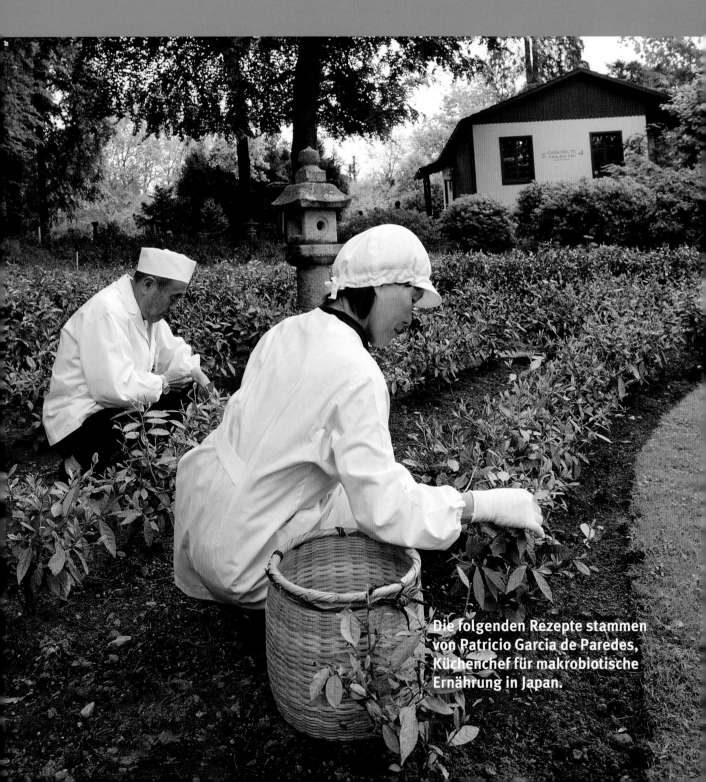

Die folgenden Rezepte stammen von Patricio Garcia de Paredes, Küchenchef für makrobiotische Ernährung in Japan.

Tee und Teeblätter lassen sich zu vielen kulinarischen
Köstlichkeiten verwenden – zu pikanten Suppen
und Gemüsegerichten ebenso wie zu süßen Desserts und Drinks.

Teeaufguss-Gewürz

Dies ist die einfachste und gleichzeitig die sinnvollste Verwendung
von Grünem Tee. Denn auch nach zweimaligen Aufgießen enthalten die Blätter
noch wertvolle Wirkstoffe wie Spurenelemente und Bitterstoffe.
Statt sie wegzuwerfen, kann man sie als gesunde Würze in der Küche
weiterverwerten und zwar:

- in Suppen mitgekocht
- in Gemüsegerichten, als Gewürz darübergestreut
- zu Appetithäppchen, indem das Teekraut aus der Kanne mit Sojasauce gewürzt
  und mundgroße Brotscheiben damit belegt werden

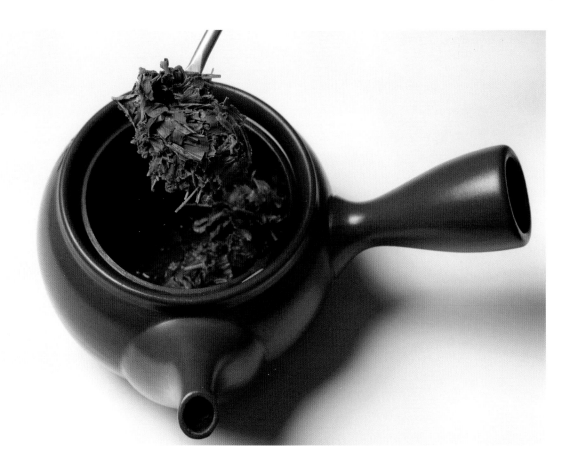

Green Ice Tea Cup

Für 1 Liter Tee

5 – 6 gestrichene TL Grüner Tee
1 l Wasser
1 – 2 TL Honig
Saft von ¼ Zitrone

Zum Servieren:
4 Kugeln Vanilleeis
etwas Schlagrahm (-sahne)
1 unbehandelte Zitrone, abgeriebene
Schale

Den Grünen Tee mit dem kochenden Wasser aufgießen,
ziehen lassen und durch ein Sieb abgießen.
Honig und Zitronensaft unter den noch warmen Tee
rühren. Dann den Tee kühl stellen.
Das Vanilleeis in hohe Teegläser geben.
Den kalten Tee darübergießen.
Mit einem großen Klecks Schlagrahm und abgeriebener
Zitronenschale garnieren. Mit Trinkhalm servieren.

Green Tea on the Rocks

Frisch aufgegossener Grüner Tee
Eiswürfel

Eiswürfel in Gläser füllen. Den frisch aufgegossenen
Grünen Tee absieben und in die bereitgestellten Gläser
füllen.

Tipp:
Einfacher geht's nicht!
Und der Drink ist obendrein gesund
und absolut kalorienfrei.

Oriental Couscous

Für 6 Personen

Grüntee-Sud:
20 g Kombu (Meeresalgen)
1 1/2 l Wasser
3 EL Gyokuro-Grüntee

Couscous:
Olivenöl
1/2 Zwiebel, fein gehackt
1 kleine Karotte, fein gehackt
Meersalz
500 g Couscous
1 TL Sojasauce
Pfeffer aus der Mühle
frische Kräuter, Rucola,
Limettenblätter oder essbare
Blüten als Dekoration

Für den Grüntee-Sud den Kombu mit dem Wasser
aufkochen. Kombu entfernen, den Grüntee beigeben
und 2–3 Minuten ziehen lassen. Durch ein feines
Sieb abgießen.

Etwas Olivenöl in einer großen Pfanne erhitzen.
Die Zwiebel darin andünsten, dann die Karotte und zum
Schluss nach Belieben noch fein geschnittene Pilze
dazugeben. Salzen und kurz weiterdünsten. Dann den
Couscous daruntermischen.
Nach und nach den Grüntee-Sud dazugießen und dabei
öfter umrühren. Mit Sojasauce und Pfeffer abschmecken.

Den Couscous anrichten und mit Kräutern oder essbaren
Blüten dekorieren.

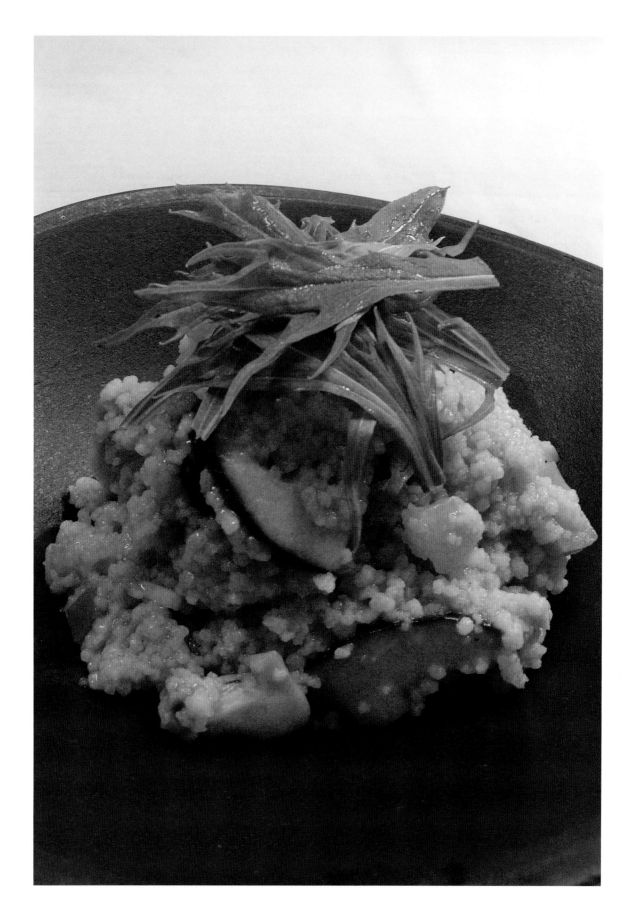

Kalter Pastasalat mit Grünteesauce

Für 6 Personen

Sauce:
2 Salatgurken
50 ml Sojamilch
1 ½ TL Grünteepulver (Mattcha),
angerührt mit 2 TL Wasser
1 EL Reisessig oder Apfelessig
1 EL Zitronensaft
1 ½ TL Meersalz
Pfeffer aus der Mühle
nach Belieben frische Chili, entkernt,
fein geschnitten, und/oder Sojasauce

Pasta:
2 EL Olivenöl
1 Knoblauchzehe,
Keim entfernt, gehackt
300 g Teigwaren
(Sorte nach Belieben)
Meersalz
Minze- und/oder Melissenblüten
50 g Pinienkerne

Für die Sauce eine Gurke schälen, die andere nicht, und beide in zirka 1 cm breite Scheiben schneiden. Mit der Sojamilch und dem angerührten Grünteepulver in einen Mixbecher geben und zu sämiger Konsistenz verarbeiten. Essig, Zitronensaft, Salz und nach Wunsch Chili und/oder etwas Sojasauce dazugeben, alles gut vermischen und kühl stellen.

Für die Pasta in einer kleinen Pfanne Olivenöl und Knoblauch bei kleiner Hitze ein paar Minuten erwärmen. Beiseite stellen.

Die Teigwaren in Salzwasser gar kochen, abschütten und unter fließendem kaltem Wasser abkühlen. Gründlich abtropfen lassen, mit dem Knoblauchöl vermischen und mit wenig Salz abschmecken.

Die Pasta auf Teller verteilen und mit der Grünteesauce bedecken. Mit Minze- oder Melissenblüten und mit Pinien-kernen bestreuen.

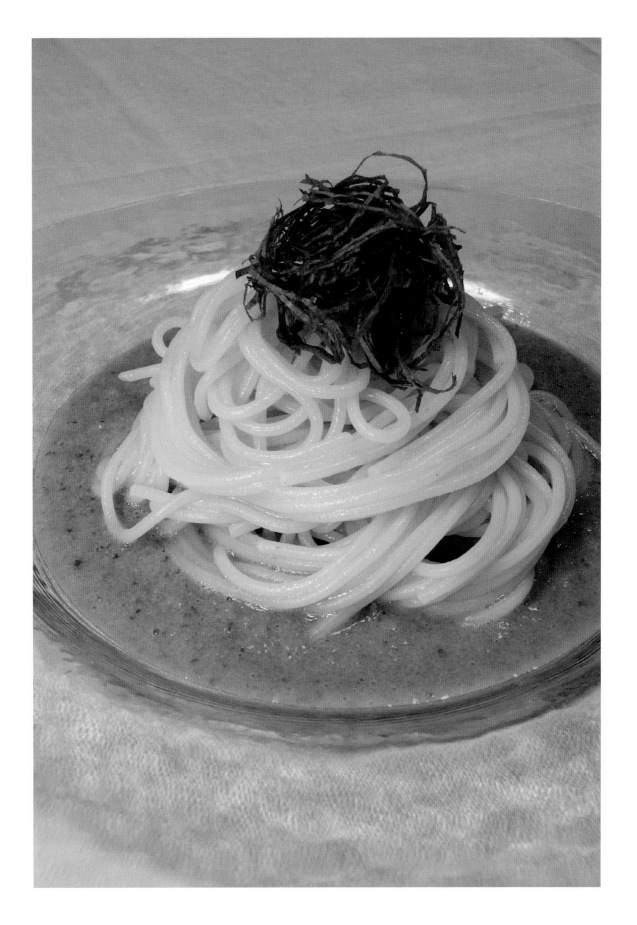

Green Tea Muffins

Für 6 Muffins

200 g Weizenvollkornmehl
1 $\frac{1}{2}$ TL Grüntee-Pulver (Mattcha)
1 EL Backpulver
$\frac{1}{4}$ TL Meersalz
200 ml Soja- oder Mandelmilch
100 ml Ahornsirup
50 ml Maiskeim- oder Traubenkernöl
6 Nüsse nach Wahl

Mehl, Grüntee-Pulver, Backpulver und Meersalz in einer Schüssel mischen. Soja- oder Mandelmilch, Ahornsirup und Öl in einer zweiten Schüssel mixen.
Dann alles zusammen zu einem Teig verarbeiten.

Den Teig in gefettete Muffinförmchen (Muffinblech) geben und mit den Nüssen dekorieren.
Im vorgeheizten Ofen bei 100 Grad zirka 20 Minuten backen (Nadelprobe). Auskühlen lassen.

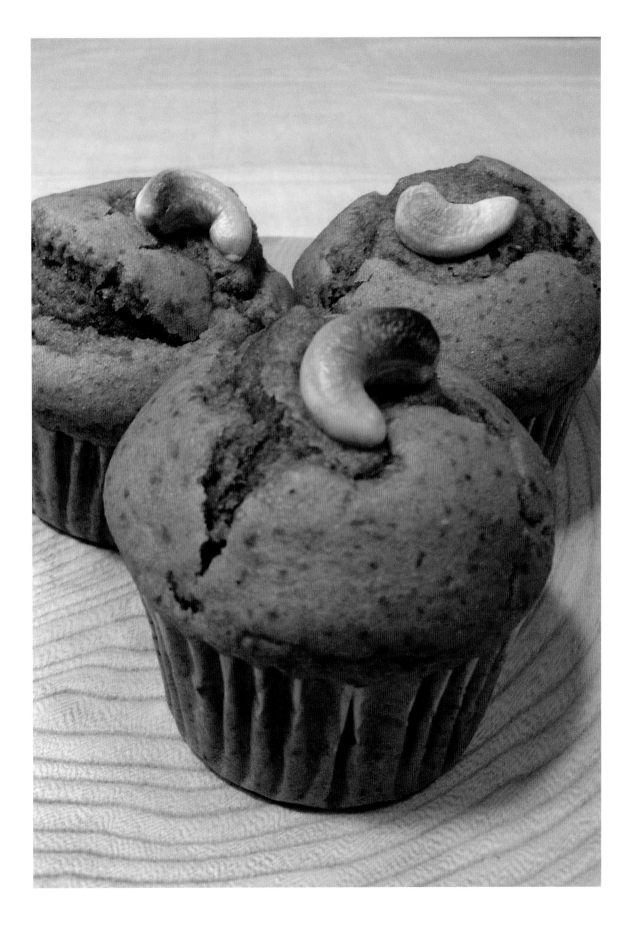

Mattcha Bavarois

Für 6 Personen

Creme:
500 ml Sojamilch
100 ml Ahornsirup
³/₄ TL Agar-Agar-Pulver
¹/₈ TL Meersalz
2 EL Mandelpaste
2 EL Mattcha-Pulver, angerührt
in 2 EL Sojamilch
2 TL Kuzu (Pfeilwurzstärke), angerührt
in 2 EL Wasser

Glasur:
50 ml Wasser
1 ¹/₂ EL Ahornsirup
1 ¹/₂ TL Kuzu (Pfeilwurzstärke),
angerührt in 1 TL Wasser
¹/₄ TL Agar-Agar-Pulver
1 ¹/₂ TL Mattcha-Pulver, angerührt
in 2 EL heißem Wasser

frische Früchte als Dekoration

Für die Creme Sojamilch, Ahornsirup, Agar-Agar und Salz in einem Topf unter Rühren aufkochen. Die Mandelpaste in eine Schüssel geben, ein Drittel der Sojamilch-Mischung dazugeben, und die Paste vollständig auflösen, dann alles zurück in den Topf geben, gut verrühren und kurz aufkochen. Das angerührte Mattcha-Pulver gründlich daruntermischen. Die Creme in 6 Gläser füllen und abkühlen lassen.

Für die Glasur Wasser, Ahornsirup, Kuzu und Agar-Agar in einem kleinen Topf unter ständigem Rühren aufkochen, die Hitze reduzieren und 1 Minute weiterkochen lassen, dann beiseite stellen. Das angerührte Mattcha-Pulver hinzufügen und gut vermischen. Die Glasur auf die Creme in den Gläsern verteilen und abkühlen lassen.

Mit Früchten dekoriert servieren.

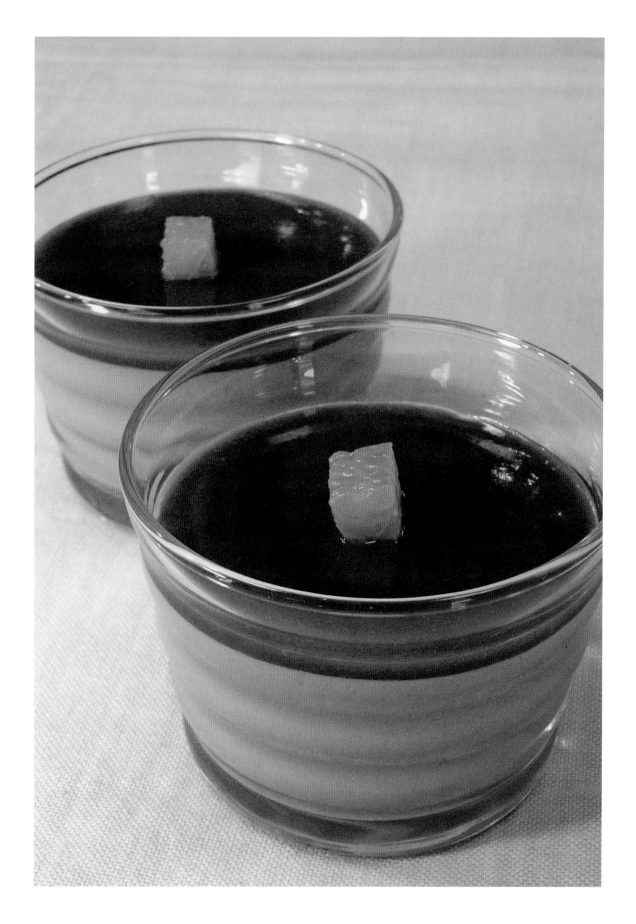

Gewürzteemischung

Für 100 g Teemischung
bzw. 1 Liter fertigen Tee

3 – 4 cm Zimtstange
2 Gewürznelken
2 – 3 cm Vanilleschote, klein geschnitten
100 g Jasminteeblätter
(halbfermentierter Tee) oder
Bancha-Tee (koffeinarmer Grüner Tee)

Zur Teebereitung:
Honig
Angostura-Bitter

Zimtstange, Nelken und Vanilleschotenstücke im Mörser
zerstoßen. Mit den Jasmintee- oder Bancha-Teeblättern
mischen. Diese Mischung lässt sich fest verschlossen gut
einige Monate aufbewahren.
Für 1 Liter Tee nimmt man 5 – 6 gestrichene Teelöffel der
Mischung und gießt sie mit 1 Liter Wasser auf.
Ziehen lassen und absieben.
Pro Tasse Tee mit 1 Messerspitze Honig und 2–3 Tropfen
Angostura-Bitter abschmecken.

Tipp:
Ein ausgezeichnetes Getränk mit einem weihnachtlichen
Geschmack für kalte Winterabende.

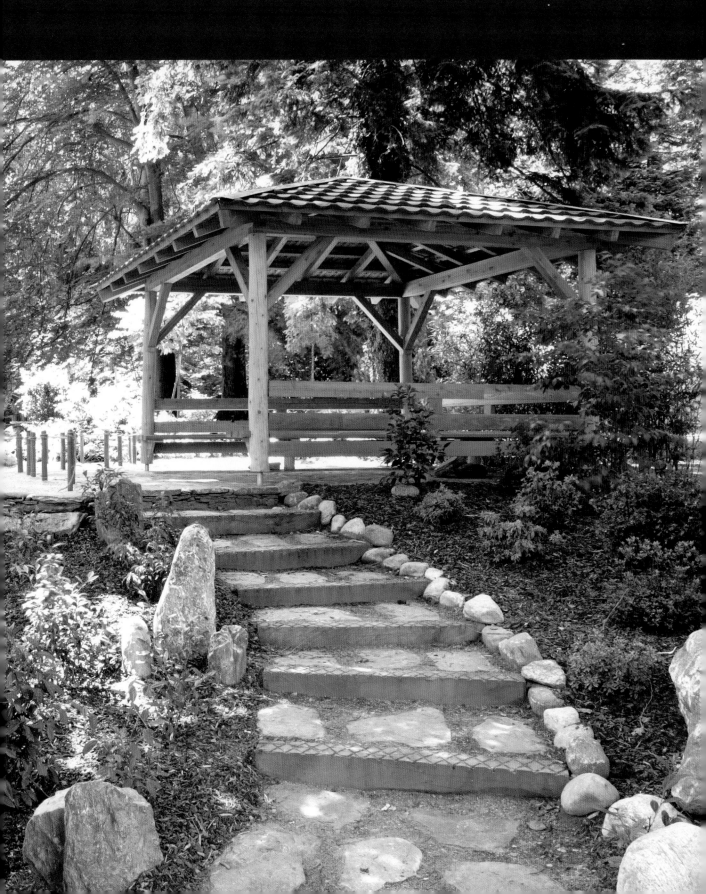

Der Monte Verità –
Teeanbau in der Schweiz

Ohne den Versuch unternommen zu haben, in der Schweiz an einem geeigneten Ort eine kleine Teeplantage zu errichten, wäre ich wohl kein echter »Teephilosoph« geworden. Die Möglichkeit, einen solchen Versuch zu unternehmen, ergab sich auf den Brissago-Inseln, im botanischen Garten des Kantons Tessin. Im Jahr 2003 konnte ich dort inmitten subtropischer Pflanzen eine kleine Plantage mit achtzig jungen *Camellia-sinensis*-Pflanzen anbauen. Bald hatte ich die Bestätigung, dass meine Teepflanzen im Mikroklima des Lago Maggiore zwischen Cannero (Italien) und Ascona (Schweiz) gut gedeihen. Zwei Jahre später konnte ich in dem einzigartigen Park des Monte Verità oberhalb Ascona – ebenfalls im Besitz einer kantonalen Stiftung – eine viele Bereiche der Teekultur abdeckende Anlage mit dem Namen »Cultura del Tè« realisieren. Sie besteht als selbständige Stiftung Fondazione AAMI Monte Verità (AAMI steht für »Academia Alpinae Medicinalis Integralis«) und umfasst einen Teeweg, einen Pavillon mit Zen-Garten, ein japanisches Teehaus und eine Teeplantage, übrigens die bisher einzige auf dem europäischen Festland. Hier finden regelmäßige Aktivitäten wie Teezeremonien, Kurse oder Vorträge statt. Im Teehaus, bestehend aus Teeraum und Laboratorium, werden den Besuchern verschiedene Tees serviert. Weil der Monte Verità ein spezieller und mystischer Ort ist, passt die Cultura del Tè besonders gut hierher, nicht nur aus klimatischen, sondern auch aus kulturellen und geschichtlichen Gründen.

Der Monte Verità: seine Geschichte und Kultur Der Monte Verità, früher Moscina genannt, ist ein Kraftort mit einer interessanten und illustren Geschichte. Vor über hundert Jahren gründeten hier Künstler, Lebenskünstler, Philosophen und Idealisten vielerlei Art eine Gemeinschaft mit dem Ziel einer gesunden Lebensweise (Vegetarismus, Freikörperkultur und Selbstversorgung) und der Suche nach der Wahrheit. Bekannte Persönlichkeiten wie Hermann Hesse und C. G. Jung waren regelmäßig Gast auf dem »Berg der Wahrheit«. Aus politischen Gründen – aus Angst vor dem Dritten Reich – wanderten die Gründer nach Brasilien aus und verkauften das gesamte Areal von 70 000 Quadratmetern mit Sanatorium und einigen kleinen Gästehäuschen dem deutschen Baron und Bankier von der Heidt.

Es entstanden ein Hotel im Bauhausstil, Villen und ein Schwimmbad. Diese neue Epoche dauerte bis in die ersten Jahre des Zweiten Weltkriegs, als der inzwi-

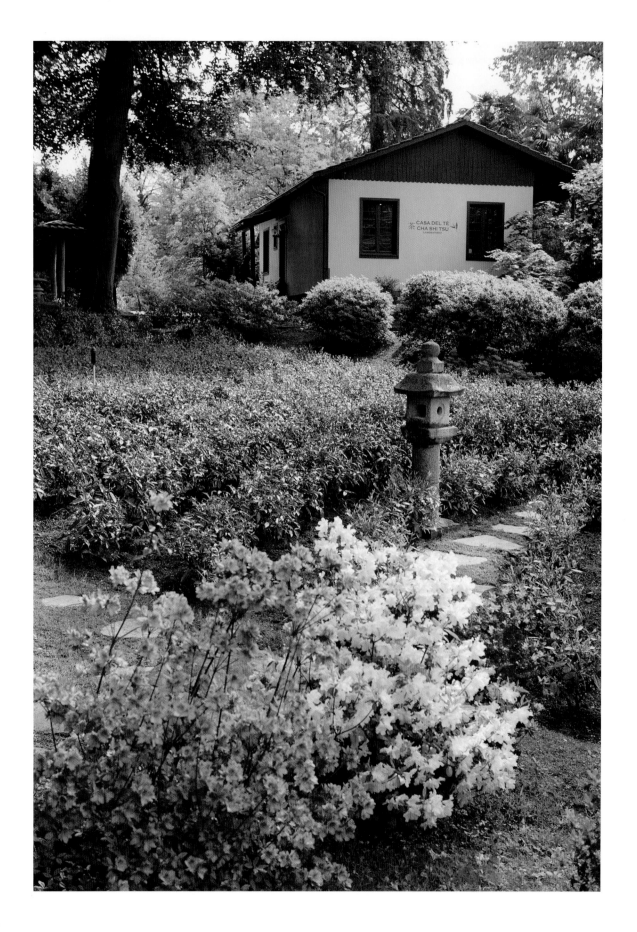

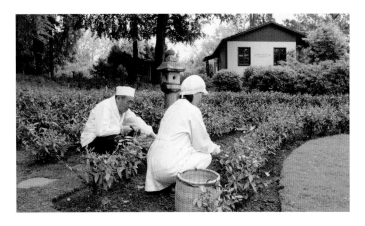

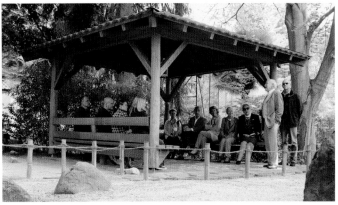

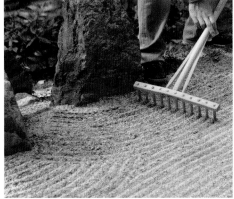

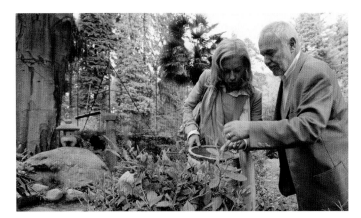

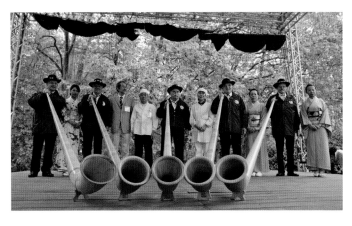

Die »Cultura del Tè« auf dem Monte Verità ist ein Begegnungszentrum für alle Tee- und Kulturinteressierten.

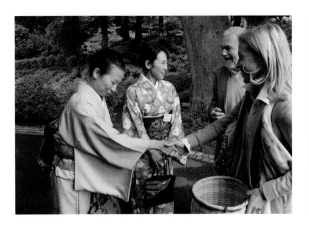 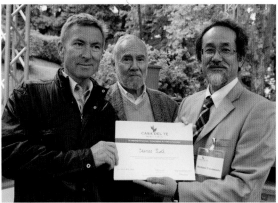

schen eingebürgerte Baron den gesamten Monte Verità dem Kanton schenkte. Von der Heidt war auch ein großer Liebhaber asiatischer und japanischer Kunst. Die meisten dieser Kunstobjekte sind heute im Museum Rietberg in Zürich zu besichtigen.

Heute ist der Monte Verità mit dem restaurierten Hotel ein modernes Kultur- und Seminarzentrum, das mehr als zur Hälfte von der Eidgenössischen Technischen Hochschule (ETH) Zürich und Lausanne ausgelastet ist. Die ehemalige Villa des Barons wurde zum Museum. Verwaltet werden das Hotel und der Park von der kantonalen Stiftung Fondazione Monte Verità. Im Jahr 2008 wurde im Archiv des Monte Verità ein bis dahin unbekannter Brief des Barons gefunden, den er 1938 an seinen Freund, einen Botschafter in Tokio, geschrieben hat. Darin ersucht er seinen Freund, für den Monte Verità eine Teemeisterin zu suchen, da er ein Japanisches Teehaus einrichten wolle. Der Zweite Weltkrieg verhinderte die Realisierung seines Projekts – bis dann gut sechzig Jahre später ein ähnliches Projekt am selben Ort von einem nichtsahnenden »Teephilosophen« verwirklicht wurde, der von diesem Brief nichts wusste. Schicksal oder Zufall – das bleibe dahingestellt.

Peter Oppliger

geboren 1940, dipl. Drogist, ist Spezialist und Dozent für Naturheilkunde und Phytotherapie sowie Autor mehrerer Bücher. Er organisiert und begleitet Exkursionen und Studienreisen im In- und Ausland zu Themen im Bereich der Naturheilkunde. Heute widmet er sich vorrangig dem Studium des Tees und dem Tee-Import und hat auf dem Monte Verità (Ascona, Schweiz) die einzige Teeplantage in Europa samt Teehaus errichtet.

www.peter-oppliger.ch

Bildnachweis

Seite 2: Alexandra Berg, Luzern
Seite 14 und 95: Kotaro Tanimoto, Japan
Seite 72: Tokushima Bunri University, Japan
Seite 77: Institut für Phytopharmazeutische Forschung, Walenstadt, Schweiz
Seite 127–133: Patricio Garcia de Paredes, Japan

Alle übrigen Fotos stammen von Massimo Pedrazzini, Losone.

Schluss- und Dankesworte

Bei der Realisierung eines Buches dieser Art ist ein Autor nicht nur auf eigene Erfahrungen und eigenes Wissen, sondern ebenso auf Dokumentationen und Informationen von weiteren Fachleuten angewiesen.

Mein Dank geht deshalb in erster Linie an alle meine »Lehrmeister« wie Professoren, Lehrer, Autoren von Fachbüchern, die mein Wissen entscheidend erweitert haben. Insbesondere sind dies der Wissenschaftler und Arzt Professor Dr. Hirota Fujiki mit seinem gesamten Forschungsteam des Krebsforschungsinstitutes von Saitama (Japan) und der Pharmazeutischen Fakultät der Tokushima Bunri University (Japan), an der er heute Rektor ist.

Für Fachauskünfte standen mir außerdem stets Kotaro Tanimoto, Präsident der Japanese Tea Exporters Association, sowie Toshie Wada und Hiroyuki Unno von der Firma Hamasa-en in Shizuoka (Japan) zur Verfügung.

Mit all diesen japanischen Wissenschaftlern und Fachleuten verbindet mich eine jahrzehntelange Freundschaft.

Für weitere wissenschaftliche Mitarbeit an diesem Buch danke ich Dr. Matthias H. Kreuter und seinem Mitarbeiter Dr. Marco I. Netsch vom Alpinia Laudanum Institute of Phytopharmaceutical Sciences AG in Walenstadt (Schweiz).

Ich danke allen Mitarbeiterinnen von Cultura del Tè, Monte Verità, Ascona (Schweiz), speziell Edvige Fürst, für die Unterstützung meiner Arbeit, sowie der Teemeisterin Rika Okamoto Salvadè und der Kalligrafie-Meisterin Eri Homma Gnarini von der Casa del Tè, beide Japanerinnen, für die kulturelle Unterstützung meiner Arbeit.

Die Rezepte in diesem Buch verdanke ich Patricio Garcia de Paredes, einem Freund aus Spanien, der heute als Dozent und Manager des makrobiotischen Kushi-Instituts in Japan tätig ist.

Die meisten Bilder in diesem Buch stammen von dem Fotografen Massimo Pedrazzini in Losone (Schweiz), der mich teilweise auf einer Studienreise nach Japan begleitet hat, sowie von Kotaro Tanimoto aus Shizuoka, Japan.

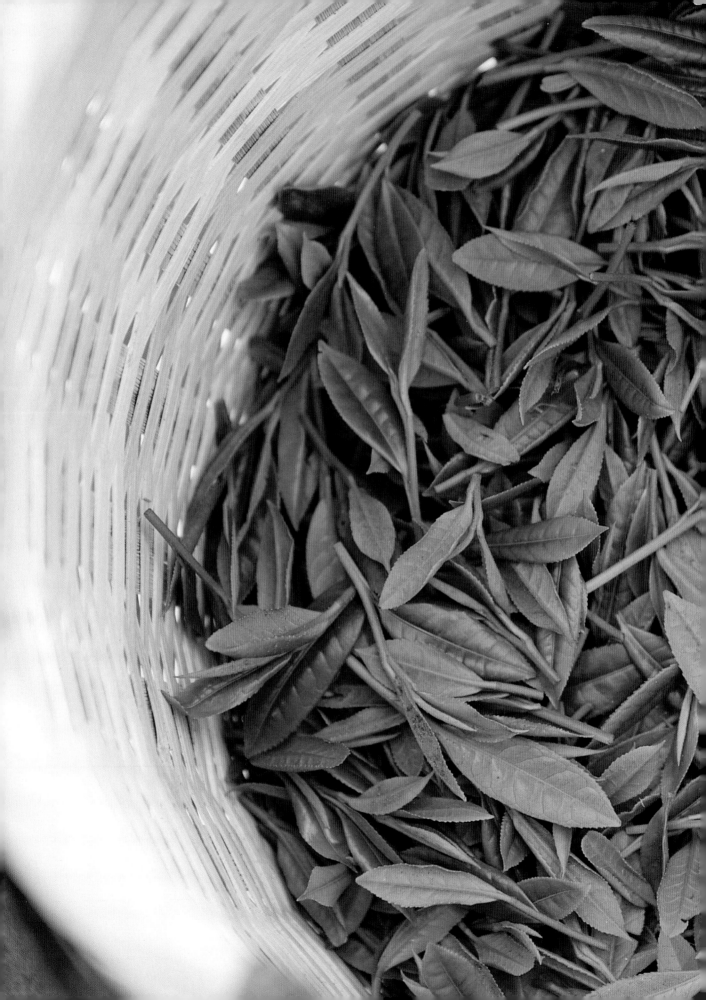